JN073694

改訂3版

わかる！使える！やる気を高める！

糖尿病患者のセルフマネジメント教育

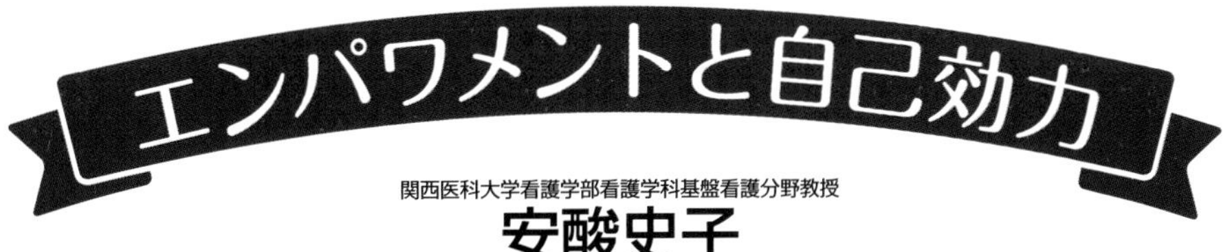

関西医科大学看護学部看護学科基盤看護分野教授
安酸史子
Yasukata Fumiko

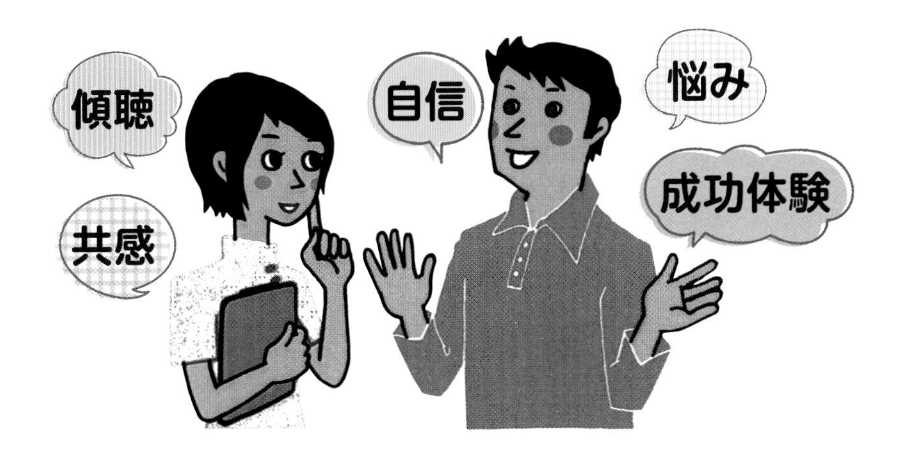

MC メディカ出版

第３版にあたって

改訂から早10年がたちました。初版からは16年になります。新しい知見も多く発表され、糖尿病治療は大きく進歩してきました。低血糖を起こしにくく体重を増やさない内服薬も次つぎに発売されてきました。血糖値をリアルタイムで測定できる持続血糖モニター（CGM）を利用することで、隠れていた高血糖や低血糖を把握できるようになりました。高血糖だけでなく低血糖が心血管系合併症の誘因になることがわかり、血糖コントロールの指標も改定されました。

そうした新しい知見や治療法は糖尿病患者さんにとっては朗報だと考えていますが、それでも「糖尿病患者さんがセルフマネジメントをしなくてよい」というわけではありません。糖尿病とともに生きていく患者さんがエンパワーされ、自己効力感を高めることができるような支援とはどうすればよいのかという悩みは、糖尿病看護に真剣に向き合っているすべての看護師の共通の悩みだと考えています。どんなに治療が進歩したとしても、糖尿病患者さんにとって、上手に糖尿病とともに生きることは大変なことです。

本書はこれまで、糖尿病療養指導士や糖尿病看護認定看護師をはじめとした多くの方がたに読んでいただきました。なかには「バイブルのように使っています」と言ってくださる人もいて、臨床から離れ、教員生活が長くなっている私にとって、看護師としての私のアイデンティティを再認識できる大切な本です。

私が看護師をしていたときの経験知を言語化したいと願い、できるだけわかりやすい形での形式知化を試みたのが本書です。看護師が指導する療養行動を「やって当たり前」ではなく「できなくて当たり前」くらいの気持ちで、患者さんの状況や気持ちをよく聴いて、いっしょに悩んで、いっしょにどうしたらよいかを小さな一歩から考えていく姿勢が、看護師には大切だと思っています。糖尿病についての確かな知識をアップデートしていく努力とともに、患者さんの行動変容をサポートするノウハウを、ケアリングの概念をベースにエンパワメントと自己効力理論を中軸において、セルフマネジメント支援としてまとめました。

前回の改訂では、「セルフマネジメント」について詳細な説明を、患者教育の視点としてケアリングの概念を加え、エンパワメントについてはピアエンパワメントとセルフエンパワメントについて追加しました。第３版では全体的に見直して修正を加えるとともに、コラムをいくつか追加しました。また「血糖パターンマネジメントの考え方の基本」「新しい血糖コントロール目標」などや、在宅看護の事例についても追加しています。

この改訂作業をしていた2020年は、新型コロナウイルス感染症が国民全員を巻き込んで嵐のように猛威を振るった年です。非常事態宣言が出され、国民は3密（密閉、密集、密接）を避けることが推奨され、マスクの着用と手洗いの徹底、外出や大人数での会食の自粛など、新しい生活様式を守ることが求められました。当初「8割の外出の自粛」と聞いたときには無理だろうと思っていましたが、あっというまに、いわゆる「コロナ警察」の目が至るところにある状況になり、老若男女を問わずほとんどの国民が行動変容してきたと感じています。最初は抵抗があったソーシャルディスタンスをとることに関しても、当たり前のようにスペースを空けて並ぶようになってきました。

「正しくおそれることによって人は行動を変える」というのは真実だと思いますが、今回のコロナ禍のなかで人びとはどのように情報を取り入れ、行動を変えたのかに関して、今後十分に検討していきたいと考えています。情報過多の時代にあり不確かな情報があふれるなかで、患者さんが主体的に情報を受け取り、正しくアセスメントし、正しくおそれることによってみずからの行動を変えていく手助けをする専門家であるには、どうあったらよいのか。これまで「『糖尿病警察』の目が厳しすぎると、隠れ食いするなど決して正しい行動変容にはつながらない」と主張し、「『治療同盟』を結ぶことが大切だ」と言ってきました。専門家と患者さんのどちらも確実な情報をもたないこのコロナ禍のなかでこそ、取り締まるのではなく「治療同盟」を結んで、いっしょに前に進んでいく専門家の姿勢が大切だと改めて考えるに至っています。

これまで同様、糖尿病看護に携わっておられる方がたに読んでいただき、忌憚のないご意見を聞かせていただくことを楽しみにしております。

2020年11月

安酸史子

改訂にあたって

初版を上梓してから6年が経ちました。講演内容を話し言葉のまま原稿にしてあるためか、内容がとてもわかりやすいと臨床の看護師さんたちから評価をいただいてきました。理論を敬遠しがちだった臨床の方がたからもよい評価をもらったことは、学習支援型の患者教育を推進したいと願っている私にとっては、とてもうれしいことです。

本書はもともと研修や講演の内容を素材としてまとめたものですが、この6年の間に私の講演もバージョンアップしてきましたので、今回改訂することにしました。おもな改訂ポイントは、本書のタイトルでもある「セルフマネジメント」について、症状マネジメント・徴候マネジメント・ストレスマネジメントに分けて、より詳細に説明したことです。「セルフマネジメント」は、あくまでも患者さんの患者さんによる患者さんのための病気との付き合い方の方法だと考えています。具体的な取り組みのイメージがつくとうれしいです。

また、患者教育の視点として、ケアリングの概念を加えました。ノディングスはケアする人の意識の特徴を「専心没頭」と「動機の転移」と述べています。看護師（ケアする人）が糖尿病患者さん（ケアされる人）に対して、このような意識を持ち続けることができれば、患者さんは病気に対して前向きな反応をするようになると思います。ただ、忙しい臨床現場のなかで、なかなかそうした意識を維持しにくいことも現実です。エンパワメントについては、初版では患者さんに対してのエンパワメントしか書かなかったのですが、改訂版では「ピアエンパワメント」と「セルフエンパワメント」についての記載を加えました。患者さんをエンパワメントする前に、まず看護師である自分がエンパワメントされることが重要だと思うからです。

糖尿病患者数は国をあげた取り組みにもかかわらず、増加の一途をたどっています。新しい治療法も次つぎと開発され、その効果への期待が高まっています。とはいえ、患者さんが自分の病気を自分のこととしてとらえマネジメントしていく力を高める必要性は減少するわけではありません。糖尿病患者さんへのアプローチの支援書として本書を活用していただけることを願っております。

2010年1月

安酸史子

はじめに

私は看護師になりたての最初の３年間、外科に勤務しました。外科は時間に追われ、とても忙しかったのを覚えています。そのときには、「内科はいいな。患者さんにじっくりかかわれるし､お話もたくさん聞けて」と思っていたものです。

ところが実際に内科に行ってみると、「なんでも話してくださいね」なんて言っただけでは、患者さんはそう簡単には心を開いてくれません。患者さんの気持ちや窮状を聞き出すには、こちらがきちんと聴く姿勢になって、それを相手に示していかないとうまくいきません。ですから、内科に異動したとき、どういう態度なら患者さんは話しやすくなるだろうかと、ずいぶん考えました。落ち着いた雰囲気を提供するためには少しゆっくりめに話したほうがよいのではないか、病室に入っていくときもバタバタ入っていくのではなく、ちょっとゆとりを感じさせるような歩き方でないといけないな――。大部屋に入ったときには、たとえば真ん中のベッドの患者さんに用事があるからといって、そこに直行してそのまま帰るのではなく、同室のほかの患者さんたちにも、顔を向けて「こんにちは」と声をかける。そして、そういうちょっとした機会、気づかいをとらえて､「ねえ、看護師さん」というひと言が出てきたりすることもわかってきました。

急性期では、できるだけ動線を短くして､「ロスがないようにしよう」「どうせあそこに行くのなら、ついでにこれとこれもやってこよう」「検温に回っていくときも、必要最低限の情報だけを収集して時間を節約しよう」といった感じで動いていました。業務はこなさなければいけませんから､こういう能力も必要ではあります。けれども、患者さんのもとにとどまってきちんと話を聴くことも、ことに糖尿病のような慢性病の患者さんに対しては非常に大事な作業であり能力だと思います。

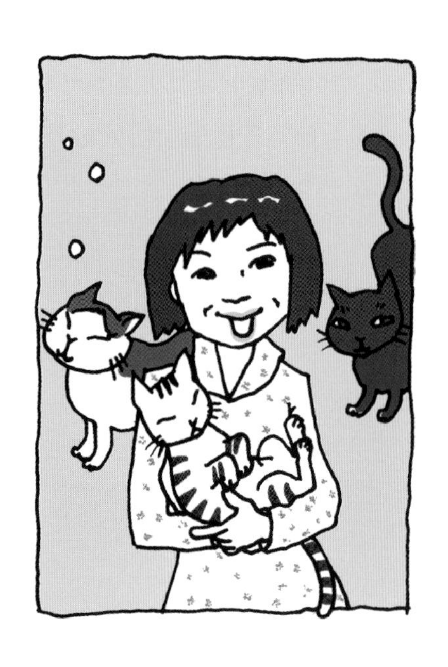

糖尿病の患者教育を専門としてきて､「はい、わかりました」と言いながら何も実行してくれない患者さん、不平不満ばかり並べたてる患者さんなど、なかなか手ごわい

人にたくさんかかわってきました。でもそういう手ごわい患者さんが、自分のことをいろいろと話してくれたり、できないながらもなんとかできそうな目標をいっしょに設定して行動を少しずつ変えてくれたりする姿を見ると、なんとも言えないうれしさとやりがいを感じるのも確かです。本書ではそうしたノウハウ、すなわち糖尿病の患者さんに対してどのような心理的アプローチが有効だろうか、ということについて紹介しています。

心理的アプローチの方法論としては、おもにエンパワメントと自己効力を取り上げました。いろいろな理論がありますが、私自身が行ってうまくいったなと感じるアプローチにもっとも合致している理論だと感じているからです。個人の経験則でしかないことはなかなか伝達しにくいものですが、理論を適用することで説明しやすくなりますし、効果的に後輩指導ができると考えています。

第1章では、これまで私たち医療者が患者さんをどうとらえてきたかを振り返り、今後はどう接していくべきかを考えてみました。第2章では、患者さんの気持ちを理解する手がかりとなる考え方を2つあげています。第3章、第4章では、患者さんが積極的に保健行動をとってくれるようにするにはどんなアプローチをしていけばよいかということで、エンパワメントと自己効力を取り上げました。そして第5章では、エンパワメントや自己効力を用いた患者さんのセルフマネジメント能力を引き出す術についての私の考え方、取り組み方をご紹介しました。

私は「安酸先生の話は講演を聞くとよくわかるけれど、文章を読んだだけではわかりにくい」と言われることがよくありました。理論を解説した本は取っつきにくいと言われることが多いので、今回はできるだけわかりやすいようにと、3日間のワークショップでの講演内容を素材として話し言葉のままでまとめ直しました。看護師のみなさんが患者さんの立場に立ったテーラーメイドの患者教育を考え、実践できるようになるために、少しでもこの本がお役に立てば、これ以上の喜びはありません。

2003年12月

安酸史子

Contents

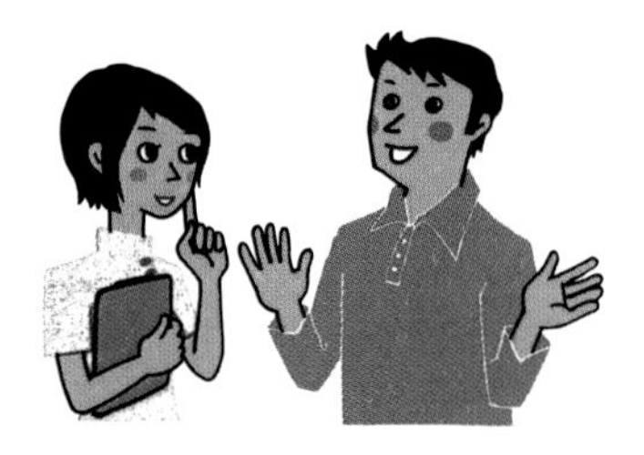

第2章 患者の心理を理解する

セルフマネジメント支援の第一歩

第3章 エンパワメントを引き出すアプローチ法

まずは自信をもたせること

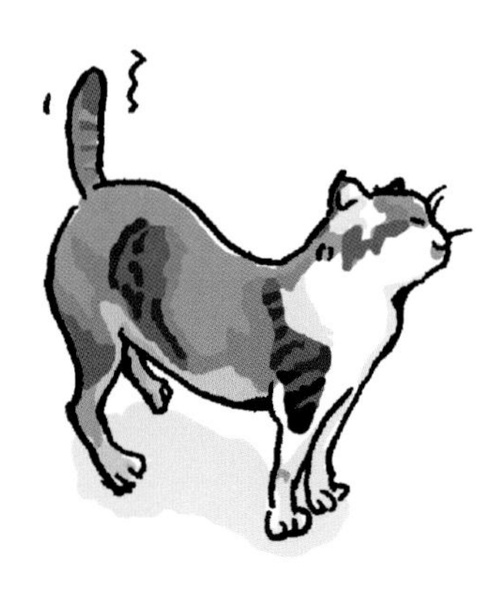

第5章 学習援助型アプローチの提案

「患者主体」がセルフマネジメントの自覚を促す

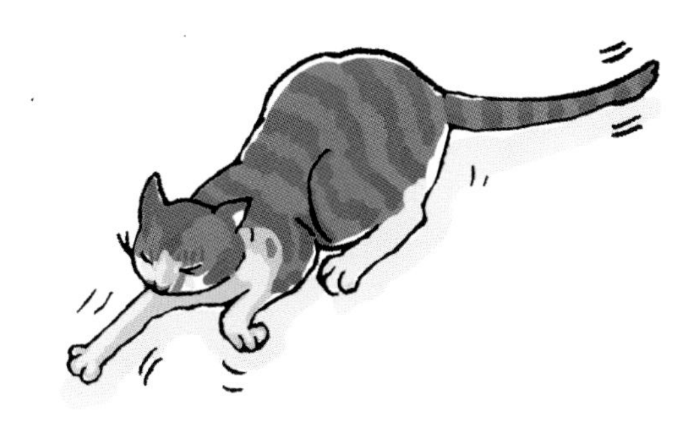

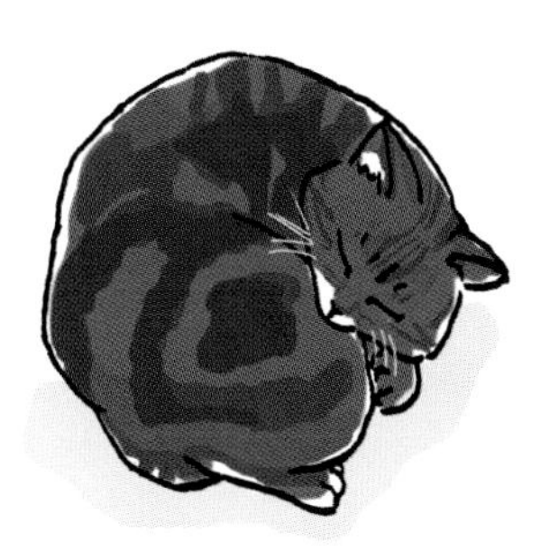

第1章

変わってきた患者教育

糖尿病患者にはセルフマネジメント能力を高めるかかわり方を

あなたに合った泳ぎ方
（予防行動）を身につけ
ていきましょう!!

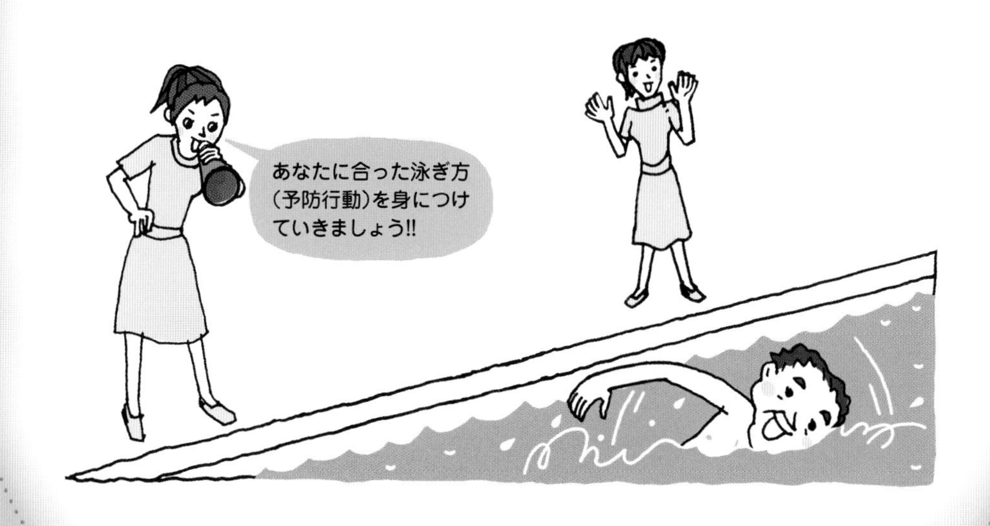

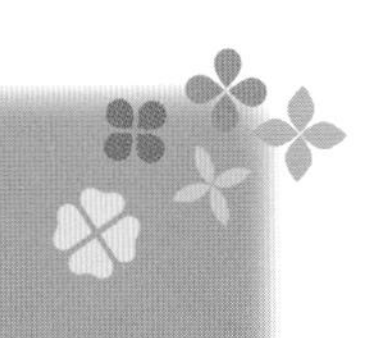

1-1 患者教育の変遷

「指導」から「援助」へ

糖尿病患者への教育の難しさ

患者さんの生活習慣でよく出てくるものに、「タバコがやめられない」というのがあります。急性期においても、「タバコをやめてください」と指導すると、入院している期間はやめていたりする。けれども、「これだけ死にそうな思いをしたし、また、入院中はやめられたのだから、これからも禁煙するだろう」などと考えていると大間違いということがあります。のど元過ぎればなんとやらで、退院してしばらくしたら「やっぱり吸いたくなった」と、吸い始める人がいます。ましてや糖尿病のような慢性病の患者さんの場合、よほど切羽詰まったり強い意志をもっていたりしなければ、禁煙はなかなか難しいという現状があります。

糖尿病患者に対しては、食事のこと、運動のこと、喫煙のことなど、生活習慣の改善にかかわっていくわけですが、そのとき医療者としては、「生活上、たったこれだけ変えればいいじゃないか」というように考えがちです。けれども実際には、「たったこれだけ」がなかなか変えられないという患者さんが多く、かかわり方に四苦八苦しているというのが現実だと思います。

また、私たちは患者さんの体のことを考えて一生懸命に話をするわけですが、うるさがられたり、ときには怒られたりする。「あなたの体のことを考えて話しているのに」と、理不尽な思いがします。

どういうふうにすれば、患者さんの気持ちを損なわずよい方向に導いていけるだろうか——。これが、糖尿病の患者さんに接している私たちにとってのいちばんの課題です。

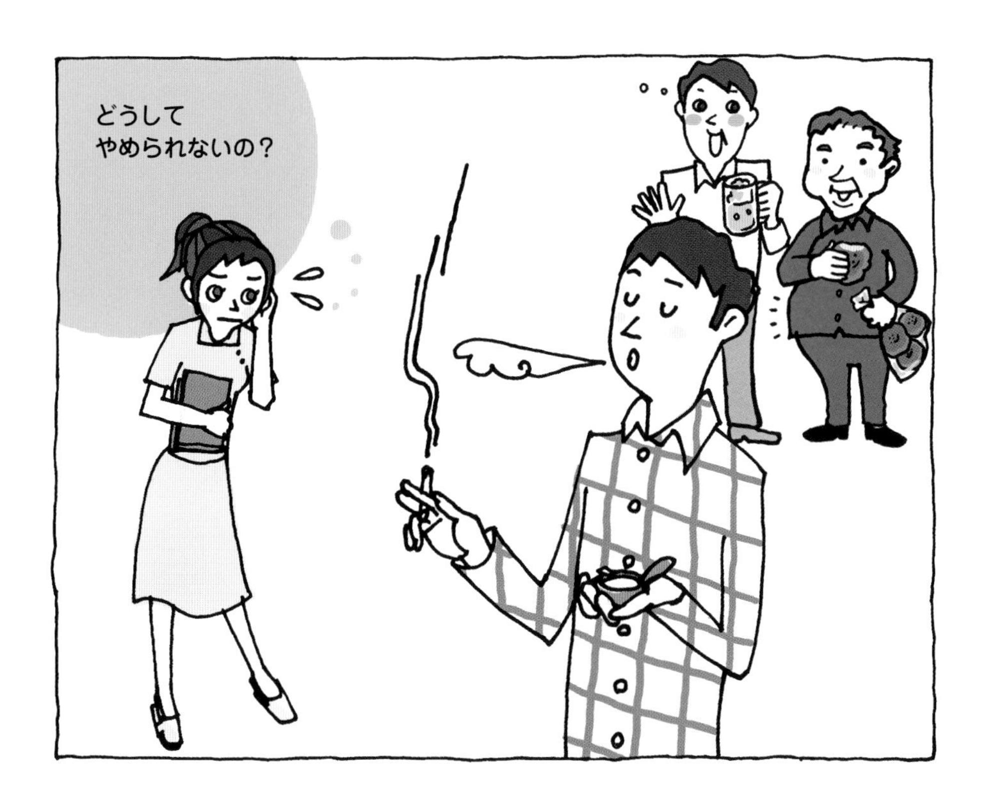

まず自分を振り返ってみよう

はじめに、私たち医療者側が患者さんをどうとらえているか、ということについて少し振り返ってみましょう。

たとえば、大きな病院などでさまざまな病気の患者さんと接していると、患者さんを比較してしまうことがありませんか？ 小児がんで余命いくばくもない子どもというと、「かわいそう」とすごく同情して、なんとかしてあげたいと思う。片や、自分が接している患者さんは、食事とか運動とか、ちょっと努力すればデータもよくなるのに、それをしない。努力しても病気が治らない患者さんも大勢いるなかで、努力すれば病状が改善する人と接していると、「タバコくらい、どうしてやめられないの？」と責めたくなります。あるいは、同じ糖尿病の患者さん同士を比較して、「Ａさんはがんばって禁煙を続けているのに、Ｂさんは……」ということもあるでしょう。

でも、ここでよく認識しなければいけないのは、私たちは患者さん一人ひとりに個別にかかわらなければいけないということです。たしかに喫煙はよくない。けれど、それをやめるかどうかは本人の問題なのです。本人が禁煙したいのか、したくないのか。あるいは本人が「禁煙できそう」と思うか、思えないでいるか。私たちはこれまで、「こうしなければいけませんよ」と、患者さんを指導してきました。そうではなく、患者さんの立場に立ったかかわり方をしていくことが必要だと思います。

指導者からパートナーへ

健康教育とか患者教育といったとき、その考え方は「指導型」から「学習援助型」に大きく変わってきたといわれています。もっとも、これは学問上のことで、現実の患者教育において変わったといえるかどうかは別です。

従来の患者教育は、医学モデルで行われてきました。指導型です。医療者の論理に立って患者さんを指導していく。私も、看護学校ではこの指導型を習いました。医療者が「この人は、こういうふうなことをしたほうがよい」と思うことを患者さんに指導するわけです。そして患者さんは、指導されたことを守るものだという論理です。このとき私たち医療者側に求められるのは、正確な知識・技術です。その患者さんに必要だと思われる知識・技術をこちらがもって、それを教えていくという図式になります。

指導型は、急性疾患や感染症に対する患者教育、健康教育には有効だけれども、慢性病の患者さんに対しては、必ずしも有効ではありません。前述の禁煙をしない、できない患者さんのように、指導型の教育では行動を変えない人もたくさんいるからです。そこで1980年代ぐらいから、学習援助型といわれるアプローチ法が出てきました。

学問上はすでに40年ほども前からこの学習援助型という考え方が主流になっています。そしてこのなかで提唱されているのが、「学習」です。指導ではなくて学習。つまり、主体はあくまでも患者さんであるのだから、指導ではなく、学習や援助を行っていくべきだというように変わってきているのです。この変化のことを「健康教育のパラダイムシフト」といいます。

「パラダイム」というのは、そのときどきの、その分野における常識みたいな、みんなが「これが当たり前」と思うような考え方のことです。それが「シフト」、

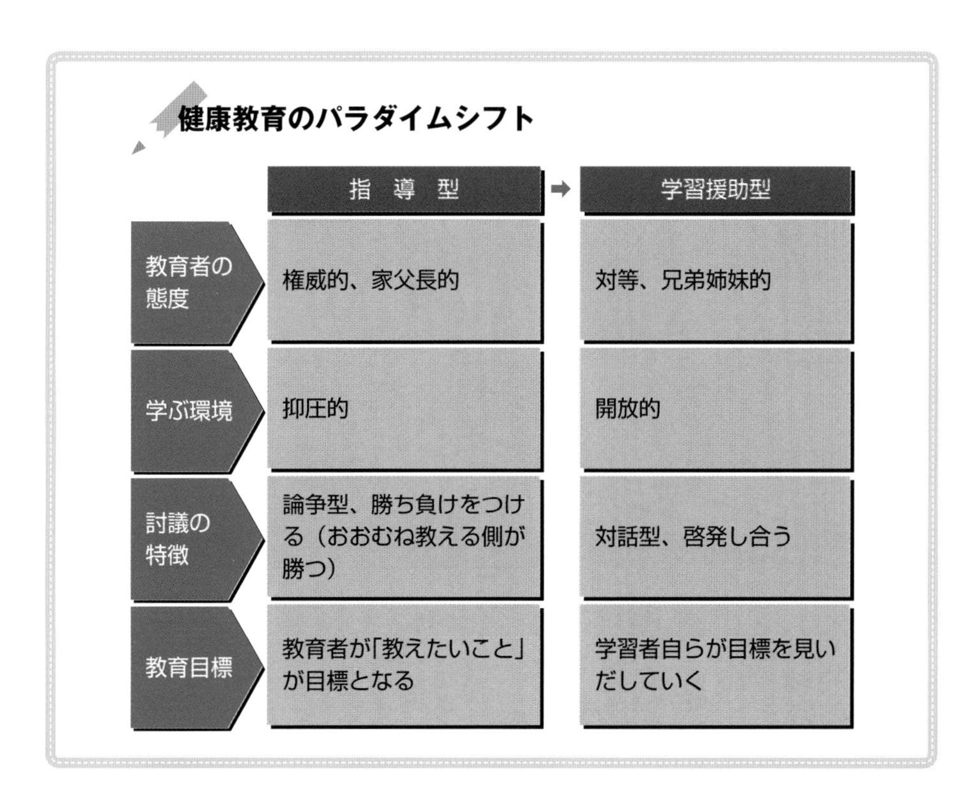
健康教育のパラダイムシフト

	指　導　型	➡ 学習援助型
教育者の態度	権威的、家父長的	対等、兄弟姉妹的
学ぶ環境	抑圧的	開放的
討議の特徴	論争型、勝ち負けをつける（おおむね教える側が勝つ）	対話型、啓発し合う
教育目標	教育者が「教えたいこと」が目標となる	学習者自らが目標を見いだしていく

移行するということですから、変わったのだということです。

どういうふうに変わったかというと、強い人が弱い人に、つまり権力をもっている人が権力をもっていない人に施すという関係から、横の関係、対等の関係になってきている。看護でいえば、患者さんを中心に据え、その人の力が十全に発揮されるようにかかわっていくということです。ですから「指導する」のではなく、「いっしょに学ぶ」という関係です。これが、患者教育を考えていくときの基本になります。

このパラダイムシフトは医療の世界だけでなく、社会のあらゆるところで見られる現象です。

「おぼれた人を助け、柵(さく)に近づけない」のが従来のやり方

マンガ的にイメージすると次ページのイラストのような感じになります。

まず「医学モデル」というのは、川でおぼれている人を助けるイメージです。おぼれているのが患者さん、助けているのが医療者ということになります。つ

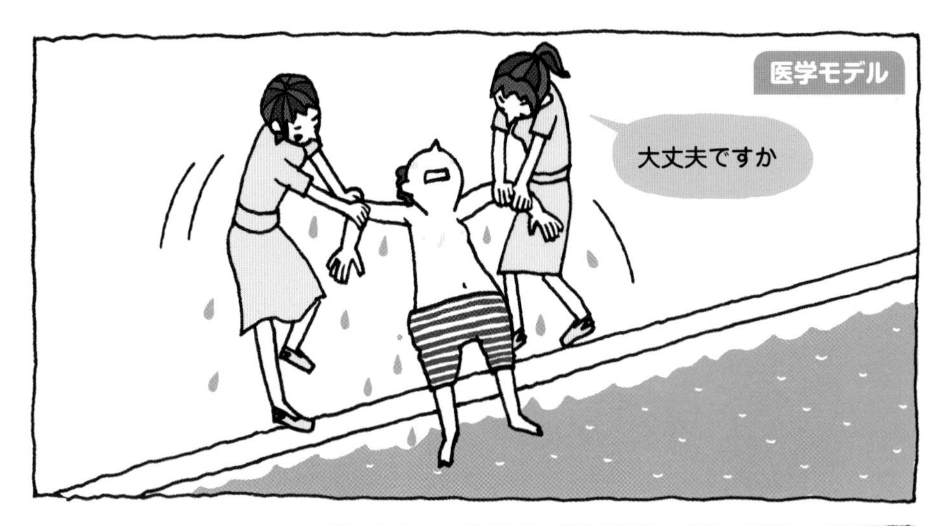
医学モデル
大丈夫ですか

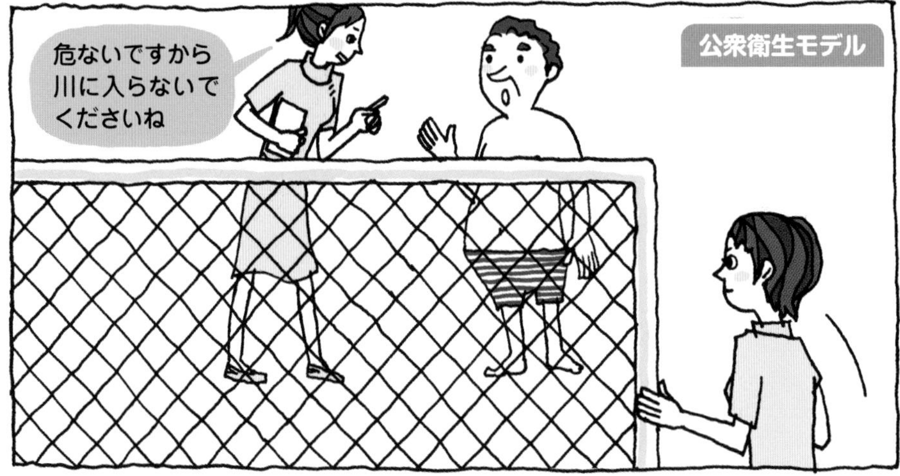
公衆衛生モデル
危ないですから
川に入らないで
くださいね

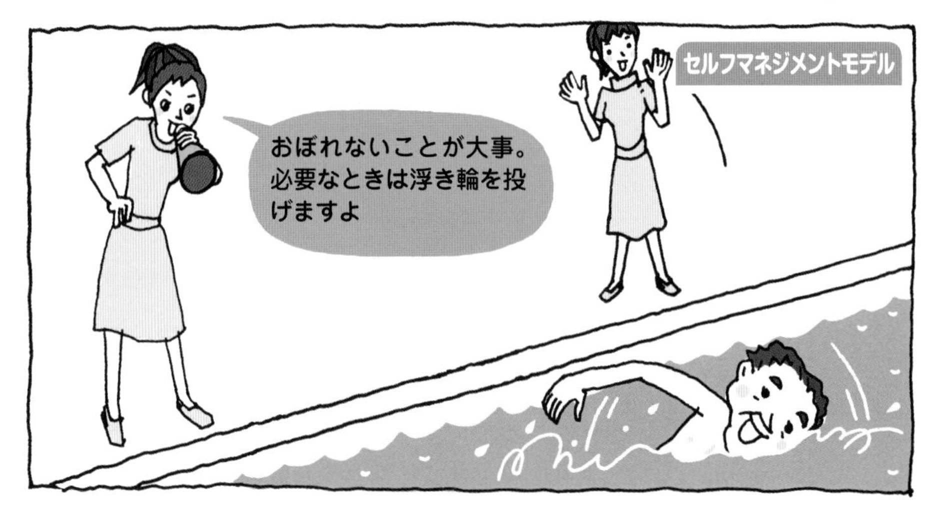
セルフマネジメントモデル
おぼれないことが大事。
必要なときは浮き輪を投
げますよ

まり私たち看護職の役割は、おぼれている患者さんを助けること。おぼれている人は力がないですから、私たちが力を貸して助けてあげるというのが、この医学モデルの考え方です。急性疾患の患者さんの場合は、このモデルでうまくいくことが多いです。

次の「公衆衛生モデル」ですが、真ん中に立っているのが患者さん、その両脇にいるのが医療者と考えてください。ここでは川の前に柵をつくっています。患者さんが川に入らないように、柵をつくって予防するということです。具体的には、リスクファクターを並べる。「こういうことをしたら危険ですから、しないでください」「安静にしていなさい」「これは食べてはいけません」とリスクファクターを伝えて予防させるということです。

私たちは、この公衆衛生モデルの教育が糖尿病患者の教育であると教わり、行ってきているような気がします。たとえば退院指導では、「家に帰ったらこうしちゃいけません、ああしちゃいけません」「これは危険ですよ」ということをたくさん言う。それを守るか守らないかは患者さんしだいだけれども、とりあえず、危険なことをきちんと伝えるのが私たち医療者の役割だと考えてきたと思います。

column

education と edu-care

元東京大学大学院の佐藤学教授（教育学）は、「教育」を education と edu-care に分けて説明しています。

それによると、education とは、教える側が学ぶ側に能動的に働きかけ、いろいろな知識を身につけさせるということです。一方の edu-care は、ケア的要素を重視しています。これは、教える側対教えられる側といった固定的、一方向的な関係ではなく、双方が応答し合って学んでいくという考え方で、看護におけるケアリングと同義です。

小中学校や高等学校といった学校教育の場では、おもに教師が生徒に教える＝education が行われてきました。大勢の生徒により多くの知識や技術を教えていくには、ケア的な要素をできるだけ排除したほうが効率的だからです。しかし近年、不登校や心の悩みなど、問題を抱えた児童・生徒が増加しており、学校教育においても edu-care の重要性が指摘されるようになっています。

けれども実際問題として、患者さんが川に入らないでいられると思いますか？ どうでしょう。ここが問題なのです。このモデル図の川は「日常生活」を意味しています。糖尿病の患者さんは、入院中は管理されていて危険がないかもしれないけれど、退院して家に帰ったら、誘惑の真っただ中に身を置くわけです。お勤めをしていれば外食もするだろうし、お酒のつきあいも出てくるでしょう。「こうしちゃダメ、ああしちゃダメ」と指導されていても、実際にはなかなかそのとおりの行動はできないものです。一方で、指導された行動をきちんと守っている人のなかには、「自分は病気だからこうしちゃいけないんだ」と思い過ぎるあまり、鬱(うつ)になっている人も見られます。病気が病気を呼ぶというのでしょうか。糖尿病そのものは痛くもかゆくもなくて元気だけれど、「糖尿病だから予防行動を守らなければ」という思いが強過ぎることによって、反応性の鬱になっている人が結構います。

ですから、公衆衛生モデルによる教育を行った場合、もちろんうまくいく人もいますけれども、柵を乗り越えて川に入ってしまう人が少なくないし、反対に極度に怖がってQOLを下げている人もいるということです。

「おぼれないようコーチする」のがセルフマネジメントモデル

最後の「セルフマネジメントモデル」では、川という現実の生活のなかで患者さんが泳いでいます。そしておぼれないでいられるよう、コーチをする役割が医療者という考え方です。患者さんは、平泳ぎにせよ犬かきにせよ、とりあえずおぼれないでいます。コーチは「おぼれないように工夫しましょう」と声をかけています。患者さんが自分で工夫した泳ぎ方を尊重しつつ、ヘルプを求められた時には「息が切れたときには、浮いているだけでもいいですよ」「こっちは浅瀬だから泳ぎやすいけど、そっちは波が荒いし深いから、行かないほうがいいよ」と、沈まないでいるやり方を教えたり、ときには浮き輪を投げてつかまってもらったりする。そういうものに頼ることもOK。とにかく沈まないことが大事で、そのための方法をいっしょに模索していくという考え方です。

患者さんの生活の場という川は、深さも波の荒さも、患者さんにしかわかりません。ですからセルフマネジメントモデルでは、どういう川で生活しているかは、患者さんに聞かないとわからないと考えます。コーチは、どういう生活をしているのかを患者さんから聞き出しながら、「そういう生活だったら、こういうふうなことはできるかな」ということを提案し、「ああ、それならできそうだ」という反応であれば実行していく、ということです。セルフマネジメントというのは、患者さんが自分でマネジメントしていく、病気と生活の折り合いをつけて生きていく、医療者はそのためにコーチの役割をするのだという感覚です。

公衆衛生モデルの場合は、比較的、一般的なアドバイスをすればすむのですが、セルフマネジメントモデルの場合は、患者さん一人ひとりに対してそれぞれにふさわしい助言をしていくことになります。また、その人の生活状況がわからないと適切な支援はできないので、対話が中心になってきます。

このように、患者教育を考えるときには医学モデルと公衆衛生モデルとセルフマネジメントモデルというのがありますが、必ずしもセルフマネジメントモデルでなければいけないということではありません。けれども、こと糖尿病という慢性病の患者さんに対しては、医学モデルや公衆衛生モデルよりもセルフマネジメントモデルでのかかわり方のほうが、患者さんの行動変容を促すには有効ではないかと思います。ですから私は、患者教育の目標は「私たち医療者が学習援助型で支援しながら、患者さんにセルフマネジメント能力を身につけてもらうこと」ではないかと考えています。

1-2 患者に求める３つの力

症状、データ、ストレスに対処する力

セルフマネジメントとは

では、セルフマネジメントとは何かを見ていきましょう。

セルフマネジメントとは、直訳すると自己管理です。病気と診断されると、医師から処方される薬をきちんと飲むことや、医師から指示される食事や運動療法を実施すること、定期通院することなどが求められます。療養しながら会社や家庭での生活を維持していく必要もあります。病気が思うようにコントロールされないと、将来を悲観して、鬱的な気分になることもあります。セルフマネジメントとは、病気になることによって生じる治療の管理、社会生活の管理、自分の感情の管理をしていくことです。言い換えれば、①上手に自覚症状とつきあう（症状マネジメント）、②上手にデータとつきあう（データマネジメント）、③上手にストレスとつきあう（ストレスマネジメント）ための方法を身につけることといえます。それぞれの内容とその支援の仕方について見ていきましょう。

症状マネジメント

症状マネジメントとは、自分の症状と折り合いをつけて生活する方法を身につけるということです。

一般的な取り組みとして重要なことは、まずは自分の症状について理解し、たとえば「低血糖時に備えてあめ玉を持ち歩く」など、対処する方法を知ることです。

セルフマネジメントの概念

目的		慢性病とともに「健康的」に生きる	
定義		患者が自分の自覚症状やデータやストレス状況をアセスメントして、病気や社会生活や感情について自己管理する方法を身につけることである	
セルフマネジメント	症状マネジメント（症状とつきあう）	自分の症状と折り合いをつけて生活していく方法を身につける	• けいれん、頭痛、発汗·冷汗、動悸、疲労感、目のかすみ、足のしびれ、口渇、発疹、かゆみ、倦怠感などの自覚症状の対処方法を身につける • 自覚症状がない場合でも、自分の身体に関心をもち、身体の声を聴く習慣を身につける
セルフマネジメント	データマネジメント（データとつきあう）	客観的に測定・観察できるデータや徴候（サイン）の意味をアセスメントし、対処する方法を身につける	医療機関での検査データ、自宅での測定データ（体重、腹囲、血糖値などのセルフモニタリング）やサインから病状を把握できるようにする
セルフマネジメント	ストレスマネジメント（ストレスとつきあう）	ストレッサーが何かを自覚し、ストレスとうまくつきあっていく方法を身につける	• ストレッサーを減らす方法を考える • ストレッサーの受け止め方を変える • ストレスへの対処方法を変える • ソーシャルサポートを活用する

また、症状の悪循環の仕組みを知り、対処できるようにすること。慢性病にはさまざまな症状が伴いますが、症状は目に見えるものではないため、人に説明することが難しい場合が多く、また、たいていは予測できず、個人差も大きいものです。さらには、疲労感、ストレス、息切れ、痛み、かゆみ、怒り、鬱、睡眠障害、食欲不振などの症状はそれぞれが影響し合うことがあり、その結果、症状を悪化させたり新たな症状や問題を引き起こしたりします。たとえば、病気によるストレスが過食を引き起こし、過食による体重増加が自己嫌悪の感情とともに抑鬱状態を引き起こし、鬱状態のために運動不足になり、さらにストレスが増す——、といった症状の悪循環を招くことがあります。患者さんには、こうした症状の悪循環に気づき、断ち切る方法を身につけてもらうことが大切です。

ところで、糖尿病は自覚症状の少ない病気といわれていますが、患者さんが意識的に自分の「身体の声を聴く」ことにより、データとして明らかな異常をきたす前に予防的に対処することが可能になります。米田は2型糖尿病患者さんが自分の身体の調子に気づき、身体の調子を理解することを支援するケアモデルを開発しています[1)]。このモデルでは看護者が患者さんの身体の感覚に働きかけることと、患者さん自身が自分の身体を見る、触れるなどして知覚するというケアが示されています。そして看護者は、患者さんの反応をとらえ、身体の調子を整えるケアを示したりすることで、患者さんに改めて身体の感覚を意識させ、身体の観察や手入れの大切さを理解してもらうことにつなげます。

このモデルは、自覚症状の少ない糖尿病患者さんが、日ごろから自分の身体に注意を払い、身体の調子を理解するよう促すものであり、看護者は患者さんと「治療同盟」を結び、以降の身体の手入れ方法などをいっしょに考えることができます。

さて、こうした症状マネジメントの考え方は、ラーソンらによって1997年にわが国で紹介されて以来、患者さん中心の看護を模索していた看護者のあいだで取り入れられ、検討されてきた概念です[2)]。少し突っ込んで、ラーソンらの症状マネジメントのベースとなる3つの大きな概念を見てみましょう。

症状マネジメントの３つの大きな概念（文献2より改変）

1 症状の体験

- 症状の認知
- 症状の評価
- 症状への反応

2 症状マネジメントの方略

- 患者
- 家族
- 医療提供者
- ヘルスケアシステム

3 症状の結果

- 機能的状態
- セルフケア能力
- 経済状態
- QOL
- 罹病率・随伴症状の出現率
- 死亡率
- 医療サービスの利用
- 情緒状態

1つは「症状の体験」です。患者さんが、症状をどのように認知しているのか、症状をどのように評価しているのか、症状に対してどのように反応しているのか、ということです。今は、自覚症状がなくても過去にネガティブな体験があると、症状の評価がゆがんでしまうこともあります。一例として、低血糖症状でつらかった体験があると、「冷や汗が出たら、食後であっても低血糖だ」と誤って評価し、すぐにあめ玉をなめるなどの対処をしてしまう、などがあります。

2つめは「症状マネジメントの方略」、つまり症状にどのように対処するかということです。この概念は、患者、家族、ヘルスケアシステム、医療提供者がそれぞれにもつ方略から成り立っています。効果的な介入のためには、「何を」「誰が」「どのように」「いつ」「誰に」「どこで」「いくらで」「なぜ」行うのかといった、具体的なセルフケアのレベルにまで方略を具体化して考えることが必要です。たとえば「低血糖が疑われるときには、本人が血糖自己測定(SMBG)を手順に従ってその場ですぐに行い、血糖値が70mg/dL以下ならブドウ糖を10～20g内服する」といった具合です。

3つめは「症状の結果」です。症状緩和に努めた結果、症状や身体機能の状態、QOL、セルフケア能力などがどうなったかを評価していきます。

ラーソンらの提唱する症状マネジメントの統合的アプローチを次ページに図示しました[2)]。患者さんの体験を理解するためにはまず、患者さんが自分の症状をどのように認知しているのか、その症状をどのように評価しているのか、その症状にどのように反応しているのかを、患者さんの話にじっくり耳を傾けて聞くことです。それが症状マネジメント支援の始まりです。そのとき、関心を示しながらも客観的に問いかけ、低血糖、口渇、便秘、空腹感、しびれ感など確認できるサインがあれば、そのサインのモニタリングを行います。そして症状緩和のために必要とされる基本的な知識・技術、看護者のもっている実践知を総動員し、かつサポートネットワークを活用して、症状マネジメントのための戦略を患者さんといっしょに練ります。さらに、その結果、症状がどうなったか、身体機能の改善が得られたか、QOLはどうなったか、セルフケア能力は向上したかどうかを評価します。

症状マネジメントの能力は、患者さん一人では身につかないと思いますが、訴えに耳を傾けいっしょに考えてくれる看護者の存在により、徐々に身についていくと考えられます。

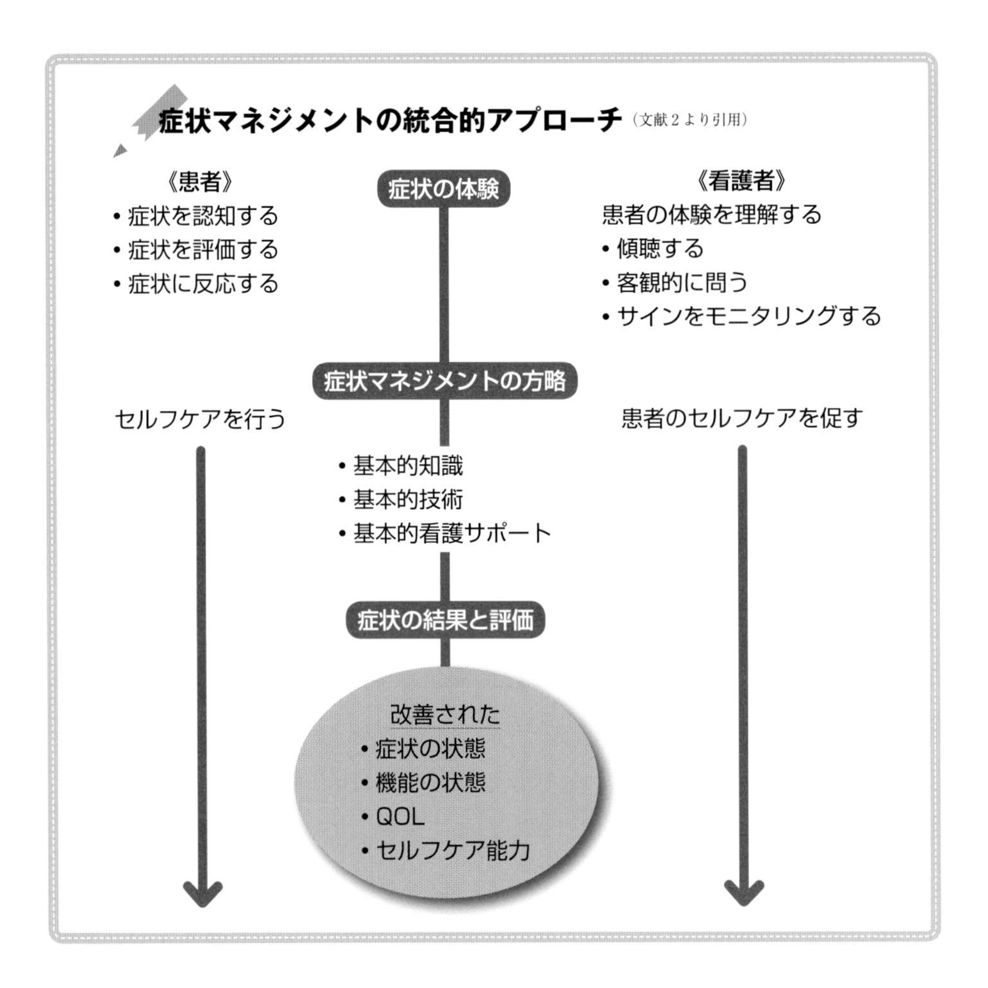

データマネジメント

データマネジメントとは、客観的データや徴候（サイン）の意味を知り、それに対処していけるということです。

糖尿病は自覚症状が少ないため、患者さんは検査データなど客観的に把握できるサインによって自分の状況をアセスメントすることが有用とされています。たとえば、インスリン注射をしている人に対しては、血糖自己測定（SMBG）を行って血糖値をモニタリングすることが推奨されています。外来受診時に患者さんは、随時血糖値とHbA1c、その他の検査データを教えてもらえます。医療者は検査データの意味を患者さんに伝えて、コントロール状態の指標として患者さんが自分の状態を把握できるように指導します。また、生活のなかでは、体重測定、運動量（万歩計の数値など）、摂取カロリー、血圧測定などをセルフモニタリングすることで、自分の状態を知ることができます。

このように、慢性病の場合には、患者さん自身が「もう一人の主治医」です。ですから患者さんは、療養生活をしていくうえで必要な情報を知っておく必要があります。自分の病気の一般的な経過を知り、どのような検査をして病気の診断をしているのか、自分の検査結果のアセスメントと自分の病期の判断、自分に行われている現在の治療と今後の予測、医師から処方された薬の使用方法と作用・副作用などについて、医師や看護師の説明を受けて納得する必要があります。

患者さんは病気のためだけに生きているわけではないので、自覚症状がなければ病気であるという実感をもちにくいものです。しかし、いや、だからこそ前述した症状マネジメントとデータマネジメントを習慣にし「セルフマネジメントの専門家」になってもらわなければなりません。そしてその支援をしていくのが、私たち医療者の仕事です。

ストレスマネジメント

ストレッサーが何かを自覚し、ストレスとうまく付き合っていくのが、ストレスマネジメントです。

人生にはストレスがつきものです。ですから私は、「ストレスに積極的に対処していきたいと思えることが健康度の指標ではないか」と考えています。糖尿病のような慢性疾患をもっていると、病気に関連した数多くのストレッサーを感じることになりますが、同じストレッサーであっても、上手に受け止めてストレスにまでならない人もいれば、重篤なストレス反応を引き起こす人もいます。ストレスと上手に付き合っていくためには、まず自分にとってのストレッサーを知ること、そして以下に述べるような工夫をすることです。

1 ストレッサーの量を減らす

ストレッサーの量が多いときには、ストレッサーの量を減らすことができないかを検討します。奥さまや娘さんから食事のたびに「食べ過ぎではないか」と注意を受けることがストレッサーになっているとしましょう。「心配してくれるのはありがたいけど、いちいち言われると食べた気がしない。食事は楽しく食べたいので、あまり注意をしないでもらえないものだろうか」と頼んでみることが解決策のひとつかもしれません。

2 ストレッサーの受け止め方を変える

ストレッサーを変えられないとしたら、受け止め方を変えることができないかを検討します。奥さまと娘さんに頼んでも一向に変わらないなら、「妻と娘がこんなに自分に注意をするのは、私のことを心配しているからだ。病気がこれ以上ひどくならないために言ってくれているのだ。ありがたいことだ」と、受け止め方を変えてみることです。

3 対処行動を変える

でも、なかなかそうは思えないこともあるでしょう。その場合には、対処行動を変えることができないかを検討します。注意されるとイライラしてつい声を荒げてしまったり、隠れ食いをしてしまったりといった対処をしていたとしたら、ムシャクシャした気持ちを解消するためにジムで汗を流すなど、別の対処行動をする。対処行動が療養行動につながり血糖コントロールが良好になる

ストレスマネジメントの4つの方法

ストレッサーの量を減らす
そんなに食べちゃだめ！食べ過ぎ！
あまり注意しないでもらえないか
対処行動を変える
汗でも流して気持ちを切り換えよう
ストレッサーの受け止め方を変える
こんなに心配してくれる。ありがたいことだ
ソーシャルサポートの力を借りる
同病者に話してみよう

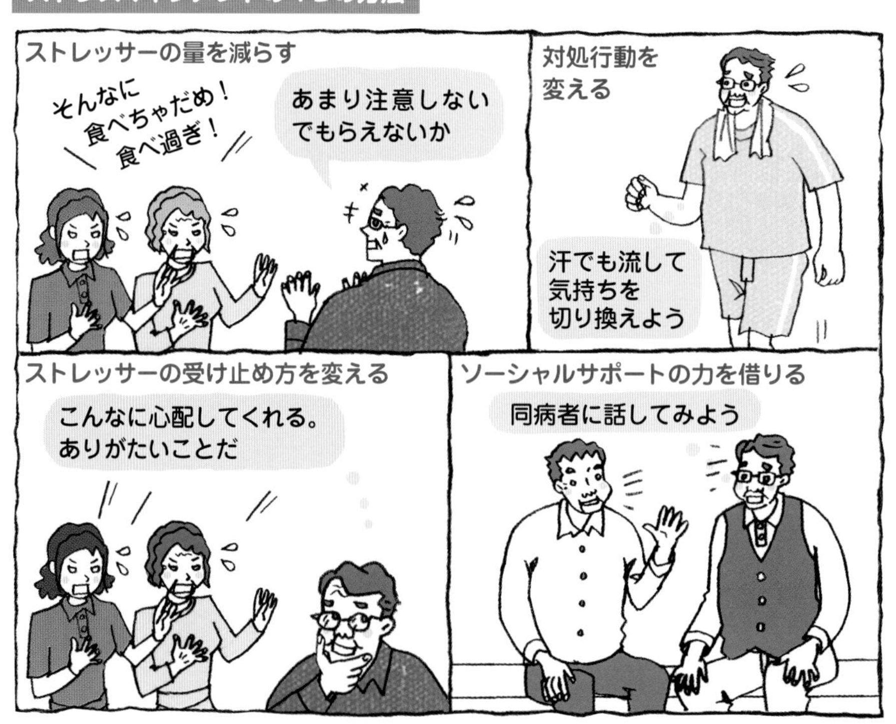

ようなものであれば､奥さまや娘さんの｢お小言｣も減ってくるかもしれません。

4 ソーシャルサポートの力を借りる

それでも、なかなかうまくいかないときには、助けてくれるソーシャルサポートを探すことです。そのためには、日ごろから困ったときに助けてくれる人を見つけておくことです。たとえば患者会に参加することがあげられます。同病者と話をすることでストレス解消につながったり、セルフマネジメントの助けになったりすることは多いと思います。そして、患者さん同士あるいは患者と家族が話し合いをするなかで、現実をあるがままに受け入れる努力をする。変えられるもの・変えられないものを見分けて、「変えられるものは、変える」という力をもつこと、変えられないものは受け入れる勇気をもつことが大切であり、看護者は患者さんがそういう機会をもてるよう支援していきます。

セルフマネジメントプログラム

ローリックは、「慢性疾患の人のためのセルフマネジメントプログラム」を提唱し、患者さんによる患者さんのための教育プログラムを紹介しています。このプログラムは、バンデューラの提唱している自己効力理論（4章1参照）を理論基盤とし、自己効力感をもつために必要な成功体験を無理なく得ることができるように工夫されています。自己効力理論を基盤にしたプログラムはこれまでも紹介されてきましたが、ほとんどが医療者側が教育するプログラムでした。ローリックのこのセルフマネジメントプログラムは、あくまでも患者さんによる患者さんのためのプログラムであるところに特徴があります。

このプログラムは世界20カ国以上に広がり、各地でワークショップが開催されています。わが国においては、2005年に「NPO法人日本慢性疾患セルフマネジメント協会」が発足し、同年10月には日本で最初のワークショップが開催されています。

ワークショップでは、1グループにつきリーダー2人を置くのですが、そのうちの1人は必ず慢性疾患をもっている患者さんがあたります。参加者にとってリーダーが自分と同じく患者であるということは、「わかっていても、なかなか行動変容・生活改善ができない」という患者心理を理解してもらいやすいでしょうし、たとえきついアドバイスをもらったとしても患者同士なので、「仲間からのアドバイス」として受け入れやすいのではないか。自己効力理論でいうモデリング効果（128ページ）が上がるのではないかと思います。

以上述べてきたように、セルフマネジメント能力とは、身体のセルフチェック、セルフケアを行い、困ったことがあったときには自分自身で医療者に相談したり、社会生活上の調整をしたり、病気をもつことによって生じる自身の感情の管理をしていける能力です。家族や友人あるいは職場の人の協力を得る力も、セルフマネジメントのためには重要な能力といえます。

私たち看護師の役割は、患者さんとの対話をとおして、必要だと判断した専

慢性疾患の人のためのセルフマネジメントプログラム：患者が自発的に参加し学び合うワークショップ

プログラムの6つのテーマ

ワークショップでは、以下に沿った演習を行う

1. 自分の感情に対処する
2. 日常的に身体を動かす
3. 薬を適正に使用する
4. 家族や医師とコミュニケーションを図る
5. 適切な食事と栄養をとる
6. 治療について理解する

プログラムのポイント

1. 開催頻度は「毎週1回、2時間半」を6週間
2. トレーニングを受けたリーダーが2人一組（うち1人は慢性疾患患者）となり、10～15人のグループを構成する
3. リーダーによる講義と参加者同士でのディスカッションを行う
4. 自分の実践目標（アクションプラン）を決め、次回、その結果についてグループで話し合う
5. フィードバックを行い、ブレインストーミング（批判することなく自由に意見を述べ合うこと）を使って問題解決法を探っていく

（くわしくは https://www.j-cdsm.org）

門的知識・技術を提供し、患者さんが生活者としての価値観と療養生活に折り合いをつけて生きていくことを支援することです。そして患者さんにセルフマネジメント能力がついてきたら、「治療同盟」を結んで患者さんといっしょに病気と上手に付き合っていく方法を考えていく。けれどもそれは、押しつけではなく、主導権を握るのはあくまでも患者さんです。

自立してセルフマネジメントできているときには、協力依頼は少ないかもしれませんが、人間は機械ではないので、なんらかの原因であるいは特に原因がなくても、自己管理がうまくいかなくなるときもあります。たとえば最愛の奥さまを亡くしたとか、仕事がうまくいかなくてストレスがたまりお酒を飲み過ぎてしまった、などということもありましょう。仕事が忙しくてつい運動もせず外食が重なって血糖コントロールが乱れるということもあるでしょう。そういうとき、いつでも患者さんからの協力依頼を受けられるよう準備しておく必要があります。必要なときに必要なだけの支援をしていく。これがまさにセルフマネジメント支援ということになります。

1-3 支援者側の姿勢

セルフマネジメント能力を引き出す

看護職の視点

糖尿病患者への教育では、前述したように、患者さん本人にセルフマネジメント能力を身につけてもらうことが目標となります。患者さんが「自分に責任があるんだ」という意識をもち、日々の生活を自分でマネジメントできるようになるということです。ここでは、私たち看護職はどのような点に注意を向けるべきだろうかということを列記してみました。

1 身体疾患ではなく、疾患の結果引き起こされる反応を扱う

医師はおもに身体疾患を扱います。「血糖値がこうで、HbA1c がこう。病期

病気への反応は人それぞれ

合併症はまだだけど…
どうしよう
どうしよう
ふ～ん
そこそこ自覚
過剰反応
ひと事…

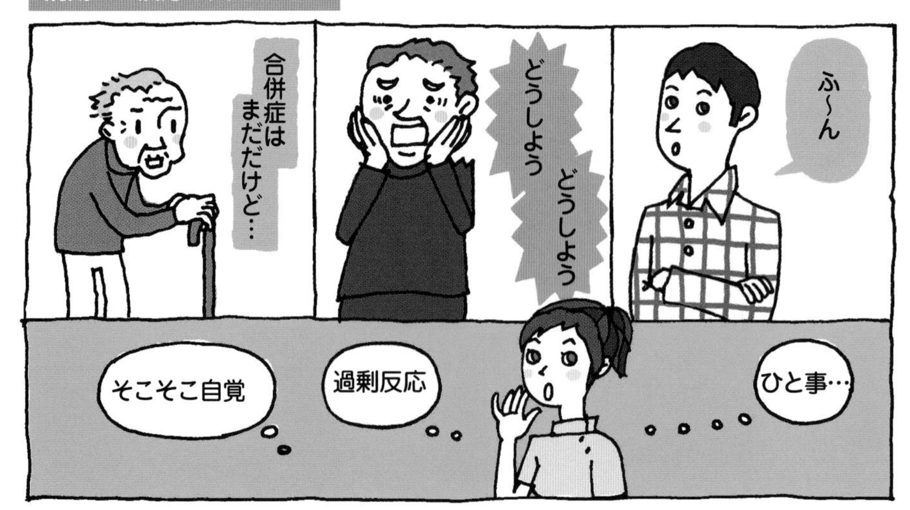

としてはこのぐらい。合併症はまだ出ていないけれど、この先、こうなる危険性が高いから、食事はこのくらいのカロリーに抑えてください」というように、疾患を診て診断をして、治療方針を出す。私たちは、もちろんそれを聞いてフォローしますけれど、疾患だけを見ているわけではありません。私たち看護師は、そういう診断を受けた結果引き起こされる、患者さんの反応を診断していきます。これが看護診断です。

同じ病気で同じような指示を出されても、患者さんによって反応は違います。非常に深刻に受け止める人もいれば、ふ～んと、ひと事のように感じている人もいます。セルフマネジメント能力を向上させるには、患者さんの反応に目を向け、どのようにかかわったらよいだろうか、ということを考えていく必要があります。

2 「問題解決」「意思決定」「自己効力」に関心を向ける

糖尿病という病気を抱えていると、生活上、いろいろな支障が出てきます。ですから私たちは、それらの問題をその人自身で解決していけるようになるための援助をしていかなくてはなりません。

また、さまざまな場面において、患者さんは自分で意思決定をしなければなりません。入院している患者さんの場合は、意思決定は私たち看護師にゆだねられることが結構ありますが、多くの患者さんは自宅で生活しているわけです

患者の意思決定能力の向上を支援する

カロリーはこのくらいに抑えてくださいね！！
ご注文は？

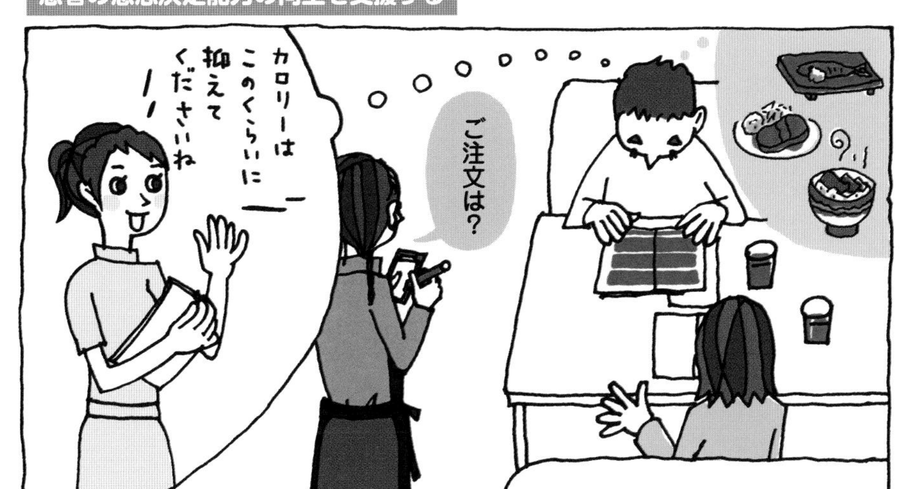

から、家庭や職場などさまざまな場面で意思決定を迫られることになります。レストランで何をオーダーするか、というのは、自分で決めるわけです。ですから私たちは、患者さんがちゃんと意思決定できるかどうかということに大きな関心をもたなければいけません。

それと同時に、患者さんに自信をもたせるための援助を行っていく。ここでいう「自信」とは、第4章で述べる「自己効力」のことで、患者さんが「自分にはできそうだ」「自分はやれそうだ」という自信をもてるように援助をしていくということです。食事制限にせよ運動にせよ、同じやるならいやいやではなく、自信をもって生き生きと取り組めるほうがよいはずです。私たち看護師は、患者さんのそういう気持ちを高めることに関心をもつ必要があります。

3 患者とパートナーシップを結ぶ

3番目に、「患者さんと看護職はパートナーシップの関係だ」という考えをもつこと。上下関係ではなくて、パートナーとして活用してもらう、信頼してもらえる対等な関係を築くということです。

ほとんどの患者さんはパートナーシップというかたちで医師や看護師を活用できず、言われることを黙って聞いて、「はい、はい」と言って帰っていきます。

column

パートナーシップの好例

パートナーシップということについては、私が以前かかわっていた施設で、主治医や看護師と非常によい関係を築いている患者さんがいました。その人は、月に1回の頻度で外来に通っていたのですが、1カ月の間で困ったこととか、疑問に思ったことを医師に上手に相談していました。たとえば、その人は農業を営んでいたので、「農繁期になって朝から晩まで田畑に出て体を動かしているので、インスリンの量を変えたいのですが」とか。そうすると主治医が「じゃあ、こうしましょうか」と提案して、話し合って決める。医療者とパートナーシップの関係を結べていて、上手に活用しているのです。医師は患者さんにも裁量権をもたせ、本人も自己決定する力をもっている。月に1回の面接でも、「そういうときはこう考えればいい」「ああ、なるほどね」というやりとりが積み重なっていくと、「患者のプロ」になっていく、自分のデータとか状態に対してどう取り組んだらよいか、自己判断や自己決定ができるようになっていくのだな、と思って見ていました。

でも実は納得していなかったり、聞きたかったことがあったけれども聞けなかったりしていることが少なくありません。そして、知り合いに聞いたり本を見たり、あるいは「まあいいや」とあいまいなまま放置して過ごしていたりするわけです。そうではなくて、困っていることや疑問に思っていることがあったら気軽に相談できる、「こういう指示が出ているけれども、私はこうしたい」と自分の意見を口にできる、そういう関係をつくっていくことが大事です。セルフマネジメント能力を身につけていく援助を、といったときには、患者さんとこうしたパートナーシップを築いていくことが大切です。

上下関係ではなく対等な関係を築く

こーしなさい
あーしなさい
は、はい
こうしたいです
なるほど

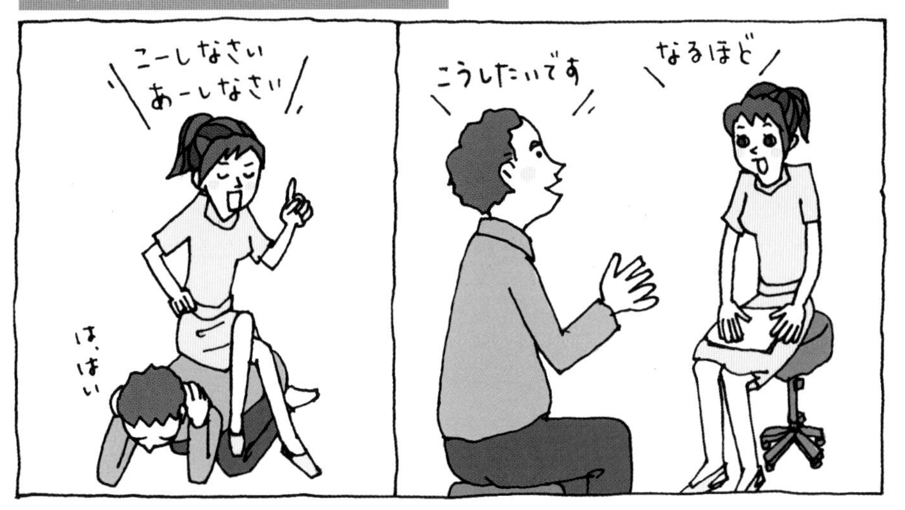

4 相談しやすい雰囲気を醸し出す努力をする

ところで、どんなに今まで述べたような視点があったとしても、看護師の雰囲気がとっつきにくい感じだったとしたらどうでしょう。患者さんのほうから困っていることを相談してくれるでしょうか。よほど困らないかぎり、相談はされないでしょうね。また一度相談してみても、そのときに邪険に扱われたりしたら、二度と相談したいと思わないでしょう。河口らは患者さんの行動変容につながる熟練看護師の態度や雰囲気を「患者教育専門家として醸し出す雰囲気」、英語ではPLC（professional learning climate）と命名しています。患者さんが相談しやすい雰囲気は、意識して努力していくことで身についてきます。

以下の「PLCの11の要素」を参考に、努力してみませんか。

PLC（professional learning climate）の11の要素
（文献3より引用）

1. 心配を示す
2. 尊重する
3. 信じる
4. 謙虚な態度である
5. リラックスできる空間を創造する
6. 聴く姿勢を示す
7. 個人的な気持ちを話す
8. ともに歩む姿勢を見せる
9. 熱意を示す
10. ユーモアとウイットを言う
11. 毅然とした態度を示す

5 患者（当事者）の気持ちに寄り添う姿勢をもつ

私は、医療者が患者さん（当事者）にセルフマネジメント支援をするためには、当事者に巻き込まれる勇気と覚悟をもつことが必要と、個人的には考えています。巻き込まれながら専門家としての知識とスキルを柔軟に発揮してセルフマネジメント支援をするには、メンタリティの強さも必要です。当事者にしかわからないことがあることを認識し、的確な専門的な知識とスキルをもちあわせたうえで、温かみのある当事者性をもつ医療者でありたいと願っています。

セルフマネジメント支援の構成要素

セルフマネジメント支援の構成要素には、「知識」「技術」「自己効力」「QOL」があります。

1 患者の個別性に対応した知識と技術

「知識」「技術」は、一般的なものを指すのではなく、「その患者さんに必要な」知識と技術です。患者さんはそれぞれの生活を営んでいるわけですから、「誰にでも当てはまる一般的な知識・技術」ではうまくいかない場合が出てきます。

セルフマネジメント支援の構成要素

1. 患者の個別性に対応した知識
2. 患者の個別性に対応した技術
3. 自己効力（自信）
4. QOL

ですから「あなたの場合は」という知識・技術をたくさん身につけてもらうということです。たとえば、農業を営んでいる人であれば、農繁期と農閑期ではずいぶん生活上の行動が違ってきます。会社員でも総務とか営業とか、部署によって働き方も異なってきます。仕事上、海外出張が多く、しかもインスリンを自己注射している人だったら、時差に対してどうすればよいかということを考えなければなりませんが、同じ知識をほとんど海外に出ない人に教えてもあまり意味はないでしょう。あるいは、インスリンを打たない人に低血糖の説明をくどくど説いても、いたずらに怖がらせるだけです。

もちろん、一般的な知識を提供することが悪いわけではないです。できるだ

column

テーラーメイドの医療・看護

医学・医療界では、遺伝子情報にもとづくテーラーメイド医療（オーダーメイド医療、個人医療）への関心が高まっています。個々人の遺伝子情報を解析することで、遺伝的タイプすなわち病気に対する遺伝的な背景がわかり、同時に、薬剤の効果や副作用などのデータが得られます。ですから、体質や薬剤への感受性、病態など、個々人に応じた治療を行っていけるのではないかと期待されているのです。

テーラーメイド医療を「その人用の治療」とするならば、テーラーメイドの看護とは「その人用の看護」ということになるでしょう。しかし、これは言葉の矛盾かもしれません。なぜなら、そもそも看護とは患者さんの個別性に応じて行われるはずですから。患者さんに対する心理的アプローチ、患者さんのセルフマネジメント能力の支援といった場合はなおのこと、テーラーメイドのかかわり方が不可欠です。

けその人に合ったもの、その人が必要とするものに焦点を当てて提供するということです。このごろよく耳にするテーラーメイド、つまりその人用の知識、その人用の技術です。セルフマネジメントを支援する際には、そういうものが非常に重要になってきます。

患者さんの個別性に対応した知識や技術をきちんと提供できる。そのためには「持ち札」をたくさんもっていないといけません。あまり勉強しないでいると、一般的な知識・技術しか提供できません。たとえば、単に「安静に」と言っただけでは、どの程度の安静なのかわかりません。その人の場合の安静とはどの程度なのか。寝ていないといけないのか、それとも散歩くらいはしてよいのか。もともと怠け者だったりすると、安静と言われたことをよいことに、「『安静に』と言われているから」と、ご主人に家事を押しつけてしまうなどということがあるかもしれません。「安静」と言われても、具体的に何がよくて何が悪いのか、ということがわからないと患者さんは行動に迷います。

column

一般的な知識と個別性に対応した知識①

私の経験のなかで、こんなことがありました。

糖尿病で教育入院していた人が、冷や汗が出るということで、看護室に来ました。「低血糖になったら冷や汗が出ると学んだ。私は冷や汗が出ているから、低血糖ではないかと思う。角砂糖とか、何か甘いものを食べたほうがいいでしょうか」と聞きに来たのです。対応していた看護師は、「そうだ、あなたは糖尿病でしたね。何か甘いものを持っていますか」と、低血糖の対処をし始めました。

私は2人の脇で別の仕事をしていたのですが、話を聞いていて「あれ？」と思いました。たしかにこの患者さんは糖尿病だけれど、インスリンも内服薬も使っていない人だったのです。薬物療法をしていない糖尿病の患者さんが、冷や汗が出ているからといって、低血糖とは考えにくい。食事もしたと言っている。これは低血糖ではないだろうと思いました。もちろん、実際には血糖値を測って低血糖ではないことを確認してみる、ということになります。

この患者さんは、患者教育で「糖尿病で怖いのは低血糖だ」と一般的な知識を習い、その知識で動いていたのです。対応した看護師も、まだ若くて経験が浅いこともあったのでしょう。「糖尿病患者→冷や汗→低血糖」といった図式で動こうとしていたわけです。

昔は、本当に一般的なことを並べて、相手がイメージできてもできなくても、そのままでサヨウナラ、あとのフォローもなし、ということがありました。けれどいまは、患者さんの個別性に対応した知識や技術を提供していく責任が課せられるようになってきました。それがここでいう「知識・技術」です。

2 自己効力とQOL

「自己効力」というのは、病気と折り合いながら生きていく自信であり、そうした自信をもってもらうということです。これについては第4章で詳しく解説します。

QOLに関しては、患者さんのQOLをできるだけ損ねないようにしたい、生活の質を高めたい、そういう支援をしたいというのは、私たちみんなが思って

column

一般的な知識と個別性に対応した知識②

外来でこんな例がありました。Aさんとしておきましょう。「秋になって家に柿がなった。家でなったその柿を食べるのが、毎年すごく楽しみなんだ」という話を始めたのです。そして尋ねるのです、「家でなったその柿は、食べてもいいのでしょうか」と。医師は、「糖尿病では食べていけないものがあるわけではないのですよ」と答えました。それでもAさんは何回も家でなった柿の話をし、質問するのです、「その柿はいいのでしょうか」と。医師はそのたびに、よいとも悪いとも言わず、「食べていけないものがあるわけではないのです」ということを繰り返しました。

Aさんが聞きたいのは、食べ物一般のこととかお店に並んでいる柿一般のことではなく、「自分の家になっている柿」のことなのです。これは聞いてみないと、どういう柿か、どんな大きさかわかりません。

けれども医師からは結局、一般的な助言しか返ってこなかったため、そのうちAさんは「はあ……」と言って、もう何も話さなくなりました。あとは、医師が言うことに、「はあ、はあ、はあ」と相づちを打つだけで診察室を出ていきました。そばで聞いていた私は、その柿のことをよっぽど聞きたいのだなと思って、外で話をしたのです。「どんな柿なんですか」と、大きさとか、もうすでに食べているなと思ったので、どのように食べているのかというのを聞いてみたわけです。そうすると、「そんなに大粒の柿じゃないのですが、一度にまるまる1個は多いだろうと思って、朝と夜、半分ずつ食べている。このくらいならいいんじゃないかと思うけれど、どうでしょうか」と。「それくらいなら大丈夫だと思いますよ」と言ったら、「ああ、よかった」と言って帰っていきました。つまり、保証がほしかった、医師に話して安心したかったのです。

いるはずです。もちろん患者さん自身もQOLの維持・向上を願っています。けれど、ここにギャップが生じる場合があります。

糖尿病の患者さんは、自分のQOLを高めるためにはお酒も飲みたい、食事も楽しみたいと思っている。生活習慣から発病された人が多いですから、もともと飲んだり食べたりするのが好きな人が多いわけです。そうすると、自分の生活の質を高めたいための行動が、糖尿病を悪化させることにつながってしまう。いま現在のQOLを維持したい、いま現在をできるだけ快適に楽に暮らしたい。患者さんはこういうことをQOLととらえることが多いです。

一方、私たち医療者側がQOLというときは、いま現在よりも将来を見ていうことが多いです。いまそういうふうに食べたいものを食べ、飲みたいものを飲むという生活を続けていくと、病気が進行して、さきざき合併症が出てしまう。目が見えなくなるとか、心筋梗塞（しんきんこうそく）になる、壊疽（えそ）になって足を切る、透析をしなければいけなくなるなど、いろいろなことが起こる。実際、そういう患者さんをたくさん見ている。いま欲望に従って行動していると、さきざきでQOLを損なう、というふうに私たちは考えるわけです。

私たちは「将来のQOLを損ねないために、いま我慢しなさい」と言い、患者さんは「『さきざき』といってもあまり実感がわかない。むしろ、いま現在のQOLを死守したい」と考えがちになる。セルフマネジメント支援のためには、現在をエンジョイしたい気持ちと、将来のQOLも損ねたくないという気持ちについて話し合って、患者さん自身がQOLを考えていけるようにするということになります。

セルフマネジメント支援を妨げるもの

以下の事柄はセルフマネジメント支援を行っていくうえでの障害となります。

1 「聴く力」が足りない

セルフマネジメントを支援しようとすれば、患者さんの話を聴かなければいけません。その人がどういう生活をしているのかをよく聴いたうえで、「それだったら、こういうふうにしてはどうでしょう」と、その人に合ったプランをいっしょに考えていくわけです。ですから「聴く力」が求められます。けれども私たち看護師は、これまでずっと、「こうするのがいいのですよ」と、こちらが正解を提示するというやり方でやってきたため、「聴く」という力があまり養われていません。また、忙しくて「患者さんと話す」ということにあまり時間を割いてこなかったということもあります。これは、日本の看護師の物理的な時間不足ということにも関連していると思いますが、今後は聴く力も身につけておくべき技能のひとつになってきます。98 ページのロールプレイなどを参考に、聴く力を磨いていってください。

ふ〜ん、
へ〜え
体調はこうで…
それで〜
あれで…
食事は…
聞いてない

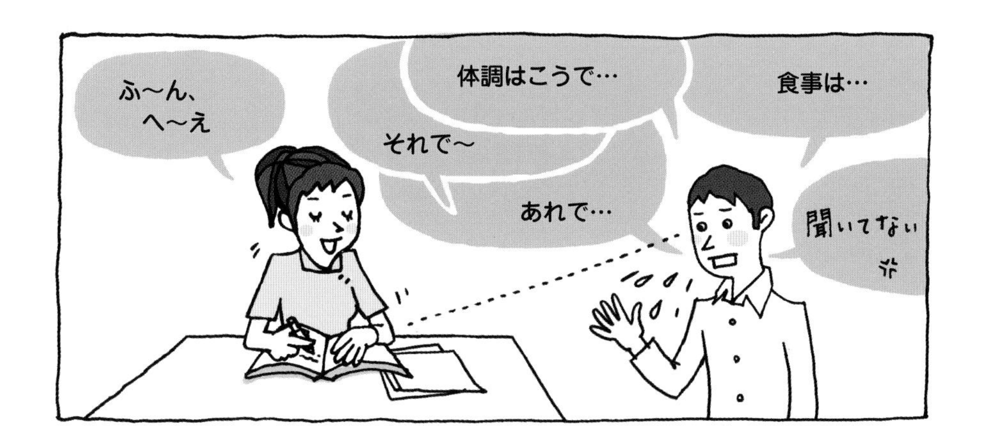

2 看護職が一方的に解決しようとする

医師や看護師が診断して「これが問題だ、だからこうしなさい」と通達するやり方に慣れていると、患者さんと話をして、「あなたはどう思われますか？」とか、「こういうことはできそうですか？」「どういうことにいちばん困っておられますか？」などといった、本人に投げ返して確認するという作業を怠りがちになります。

急にかかわり方を変えろといっても難しいし、忙しくて話す時間も取れないということが現実にはあるかもしれませんが、意識して問いかける習慣をつけていくことが大事ではないかと思います。

それがいけないんです
そーじゃなくて
あれして
これして
…

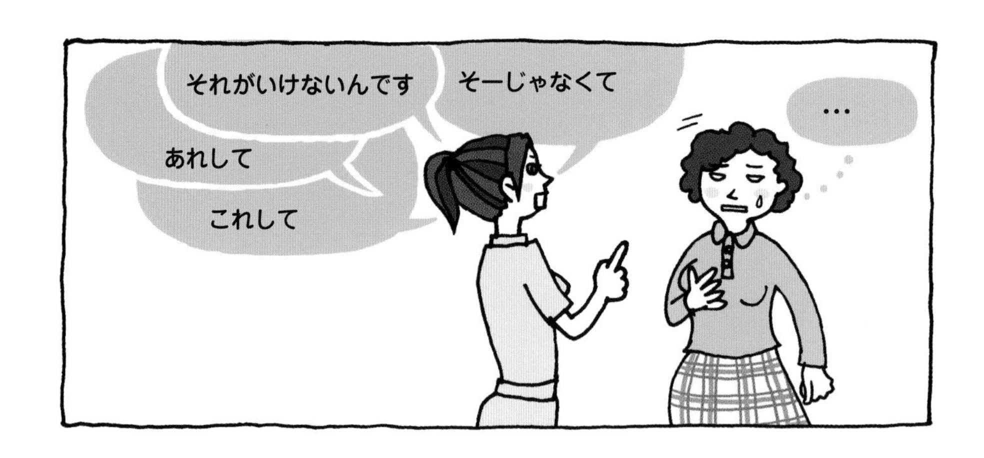

3 専門的な知識・技術が不足している

セルフマネジメント支援では、患者さんの個別性に対応した知識・技術を仕入れておく必要があります。一般的な知識・技術は日常業務で何度も繰り返しますから、自然に身についていきます。けれども、患者さん一人ひとりに合わせた知識・技術となると、これはなかなか大変です。

また、患者さん自身も、自分で知識を仕入れています。このごろはインターネットなども加わって、まさに情報があふれており、患者さんは正確な知識からかなり怪しげな知識まで、自分の病気に関連したものをたくさん仕入れています。なかには「この看護師さんはこのことを知っているかな？」とカマをかけて、こちらが知らなかったりすると「何も知らないから、こいつの話には耳を貸すまい」と、話を聞いてくれなかったりもします。ですから、その患者さんの個別性に対応した専門的知識・技術という点では、いま、私たちはかなり大変な状況にあります。

けれども、こう考えてみてはどうでしょう。私たち医療者はたしかに専門家だけれども、実際に糖尿病を抱えている患者さんこそ、この病気の専門家ではないか、と。だから、お互いが専門家。専門家同士で情報を交換し合う“治療同盟”を結ぶと考えたらよいのではないか。そうすれば、患者さんが仕入れてきた知識に対しても、「ああ、そうでしたか。私、ちょっと勉強不足なもので。では、次回までに調べておきますね」とか「ドクターに聞いて確認してみますね」と、その知識が妥当かどうかを医療者側で再評価するというようにもっていけるのではないかと思います。「私は専門家だから、なんでも知っていなければ」と構えてしまうとしんどいですし、いい加減な知識を仕入れてくる患者さんに対しては「そんないい加減な情報を鵜のみにするなんて」と憤慨し、かえって対立関係になったりしてしまいます。

一般論!
低血糖とはですね、
くどくどくどくど…
……。
薬物治療
してないんだけど…

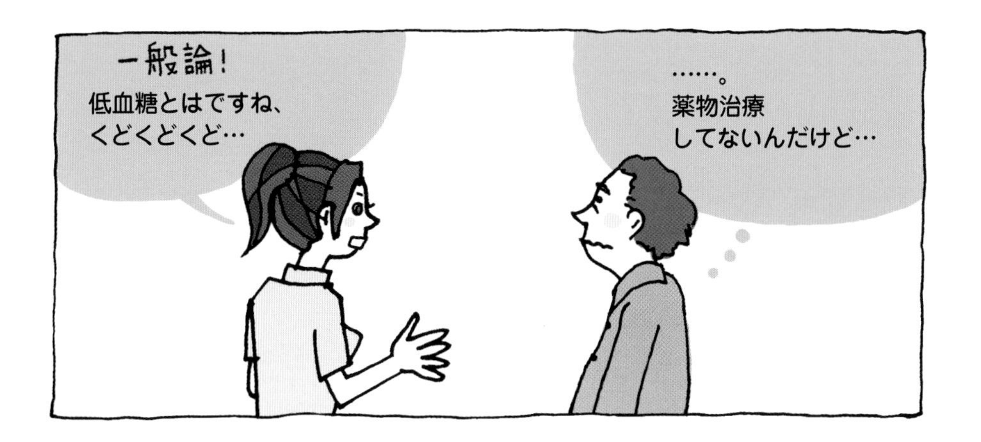

4 患者が自己主張しない

患者さん側の問題もあります。日本人の場合、自分の意見や価値観を主張することにあまり慣れていません。とくにお年を召した人などは、「お任せします」というほうが楽だと思う傾向が強いです。もっとも、「お任せ医療を選択した」ととらえれば、患者さんのニーズに応えるともいえるわけで、それはそれでよいのかなという気もします。けれど、主張することには慣れていないけれども、あとからたくさん文句を言われることがあります。あとでブツブツ言うくらいなら、その場でちゃんと主張してもらいたいと思いますが、慣れていないからなかなか言えないでいる。また、こちらも聴くことに慣れていないので、うまく聞き出せない。こういう悪循環をどこかで断ち切らなければいけないのですが、それを行うのは患者さん側ではなくて私たち援助者側だろうと思います。

私が看護師になりたてのころに比べれば、患者さん側も変わり、ずいぶん自己主張するようになった気がします。また、いまではインフォームド・コンセントとかインフォームド・チョイスとか、どんどん情報提供して、「患者さんであるあなたに決定権があるのですよ」というもっていき方が定着してきました。時代が変わってきたので、自己主張する患者さんが増えています。それでも全体的には、高齢者を中心に自己主張する人はまだ少数派だと感じます。

また、私たちも、言わないで我慢している人のことは「よい患者さん」に思え、一生懸命かかわってあげたい気持ちになってしまう。反対に、自分の考えをはっきり主張する人は、「うるさい患者だなあ」と疎んじたりしてしまう。「我慢は美徳」という文化的な背景からくる心境なのかもしれませんが、自重しなければいけないと思います。

う〜ん、どう言えば…
……
お任せします
どうしたいですか?
……
う〜ん、何か言いたそう

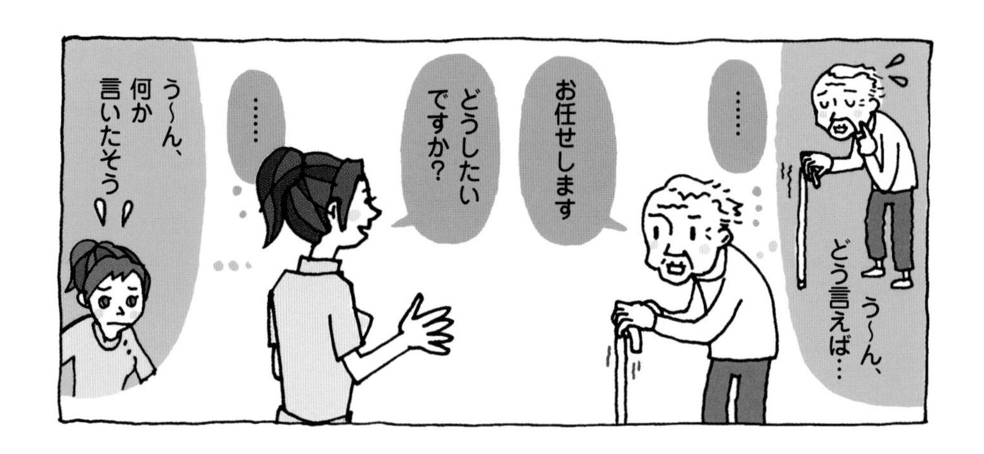

1-4 患者の学び方

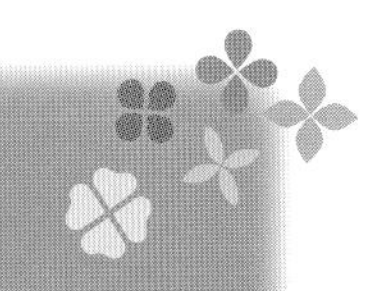

「教えていく」ときの留意点

視点を変えて、患者さんはどんなふうに学んでいくか、私たち看護師はどんなことに気をつけて教育していけばよいかということを少し考えてみましょう。

わかりやすさの原理

患者さんに何かを学んでもらおうとするとき、誰もが「どう説明すればわかりやすいかな」と考えると思います。そこで、「わかりやすさの原理」といわれるものをいくつかご紹介します。これはグループ教育でも個別教育でも同じです。

1 学習者の達成能力の少し上を問いかける

「この人はこのくらいの能力、理解力があるな」と思ったら、そのちょっと上、ちょっと努力したらできそうというくらいのレベルに焦点を当てること。あまりにも高いレベルでは、「私にはできないわ」とあきらめてしまうでしょうし、努力しなくてもできるようなこと、すでに知っていることでは、退屈したり飽きてしまったりします。ですから、現在のレベルのちょっと上を問いかけることを心がけてください。

2 既知のことから未知のことに進む

「このことはご存知ですか？」と、最初に既知のことかどうかを確認します。その上で既知のことからスタートし、次に未知のものを提示していくと理解しやすくなります。

3 単純なものから複雑なものに進む

いきなり詳しく分析的に教えるのではなく、基礎から応用へ、単純から複雑へ、というもっていき方をすることが大事です。

4 学習者の認識に近いものから遠いものに進む

「認識が近い」というのは、興味や関心があるという意味です。たとえば「最近、手足にしびれがある」という患者さんと話をするとき、糖尿病一般の知識よりも、手足のしびれが病気と関係があるかどうか、しびれと血糖値や神経障害との関連についてなどを話したほうが、本人の関心は強いはずです。そして関心が強ければ強いほど、聞きたいなという気持ちになります。

5 学習者に課題をはっきりと認識させる

何を学ばせたいのかがよくわからないような話は、聞いているのがつらくなります。ですから、「いま、何を学ぶことになっているのか」を明確にする。これは学習時間についてもいえます。どういうスケジュールが組んであり、何時に終わりになるのかということがあいまいでは、学ぶほうはしんどいです。大人はあまり顔に出しませんが、内心では「何が言いたいのだろう」「いつ終わるのだろう」とやきもきしているはずです。見通しがあるかどうかというのは、学習内容への興味や関心の継続にも影響してきます。

ステップバイステップでの技術習得、行動変容

何か習得しなければいけない技術があったとき、「周りの人に助けてもらいながら少しずつ段階を踏んでいく」という身につけ方があります。リハビリテーションがイメージしやすいでしょう。障害を受けているけれども、最終的にはここまでは回復するだろう。たとえば、ランニングするまでには回復できないけれど、杖(つえ)歩行まではいけるだろうという目標を立てます。けれども、いま現在が寝たきりであれば、突然、杖歩行にはもっていけません。そこで、杖歩行に至るまでを細かいステップに分けることになります。「ギャッジアップ○度の状態で○分保持できるようになる」「次に、端座位で○分くらい座っていられる」「ベッドに手を置いて立って○分保持」――、こうして最終目標の杖歩行にもっていくわけです。まず学習されるべき技術や行動を明確にし、そこに至るステップを細かく分割するということです。

このようにステップバイステップで技術を習得したり行動変容を促していく場合、できた行動に対してはほめるなどしてその行動を「強化」していくこと

が有効な支援方法とされています。細かいステップ一つひとつに対して、「これができたからご褒美」というかたちでほめるのです。

強化は、タイミングが大事です。患者さんが適切な行動、目標とする行動ができたとき、ただちにほめること。あまり間を置くと強化になりません。たとえばバレーボール選手がアタックの練習をしているとしましょう。何回かアタックを打たせて、あとから「10回目にやったあのアタックがよかった」なんて言う監督はダメです。強化のタイミングを逸しています。言われたほうは、「え、10回目って、どれ？ どんなふうだったっけ？」となります。バシンと打ったそのときに、「そう、いまのそれだ！」と言われることで、「なるほど、これか」と思うわけです。ですから強化は与えるタイミングが大事で、タイミングよく強化されれば学習内容が定着しやすくなります。

また、強化あるいは評価は一貫していなければなりません。同じ行動をしているのに、あるときは「よい」と言い、あるときは「ダメ」と言うのではなく、一貫した強化や評価を続けること。そうすれば望ましい行動が定着し、望ましくないものは消去されていきます。

このように、強化や評価は持続的に与えていき、技術や行動が定着してきたら私たち看護師はフェードアウト、すなわち徐々に消えていきます。強化をだんだん減らしていって、最終的には患者さんが自己強化によって技術や行動を維持できるようにしていくということです。

行動の「自動化」

技術や行動が身についてくると、それらは「自動化」されてきます。はじめは「失敗のないように」と、頭のなかで手順を確認してから行動に移る。けれども、行動が身についてくると失敗も少なくなってきて、完全に身についたら、もういちいち手順を確認しなくても自動的に手足が動くようになっています。

看護学校の学生だったとき、あるいは看護師になりたてのころは、何をするにも、まず頭のなかで手順を復唱していませんでしたか？ たとえば血圧測定をするときに、「まずマンシェットを巻く。そのとき、このくらいのすき間をあけなくては」とか「最初はどうするんだったかな、ええっと、手で触診して、聴診器を置いて、シュ、シュ、シュと上げていって、それで空気を抜いて、聞いて……」というふうに一連の動作を思い描いてから取りかかったのではないかと思います。でも慣れてしまったいまでは、血圧測定をするときにいちいちそんな手順を復唱したりはしていないはずです。これが自動化と呼ばれるものです。そして自動化の段階になると、課題行動に対するストレスや不安が減るといわれています。

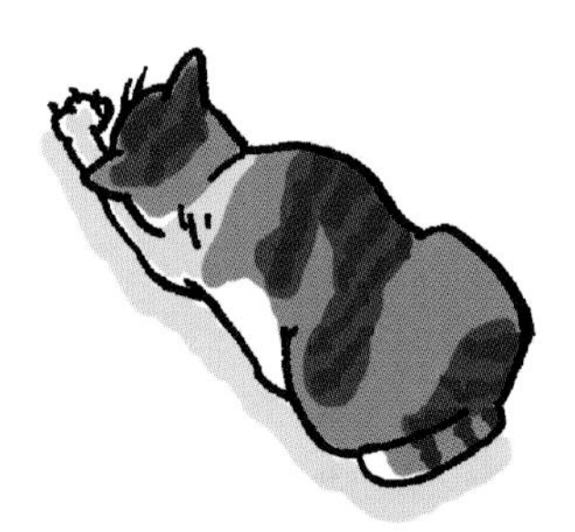

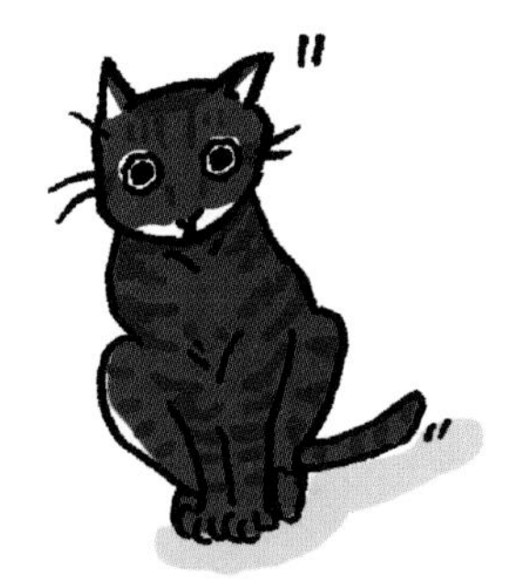

1-5 ケアリングについて考える

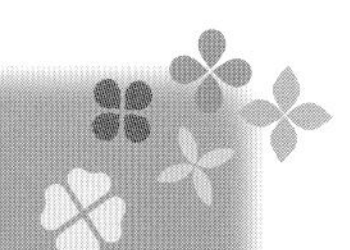

よりよい支援者になるために

支援の基本はケアリングマインド

糖尿病患者さんのセルフマネジメント能力を引き出すための支援、留意点などについて見てきました。症状マネジメントとデータマネジメントのところでも述べたように、糖尿病患者さんへの看護を考えるときには、患者さんが自分の身体についてきちんとアセスメントしセルフマネジメントできるように援助することが大切です。しかし、いちばんの基本は、看護者に患者さんに対するケアリングマインドがあることです。この基本的なスタンスがないと、どんなに「上手にセルフマネジメントの援助をしている」と自負していても、患者さんには機械的な対応をされているとしか思われないことがあります。これは、「看護者が患者さんとともにどのように在るか」ということが患者さんの心に直接伝わるからであり、いわゆる看護者の「在り方」が問われてきます。

ケアリングは1970年代より米国の哲学、心理学、教育学、看護学の分野で用いられるようになった言葉です。ケアという言葉は「心配」や「注意」といった心理的態度と、「他者の世話をする」という行動の両者の意味を含んでいるのですが、「ケアリング」という場合には、心理的態度が強調されることが多いようです。ケアリングの考え方は、ヒューマニズムの理念が基盤にあるという点で、エンパワメントの考え方と共通しています。

ノディングスは、その著書『ケアリング』のなかで、ケアする人の意識について、「専心没頭」と「動機の転移」に特徴づけられると述べています。専心没頭とは、「そのことだけに心を注ぎ込む」ことを意味します。ケアする人が対象者に深い関心を寄せ、真のケアについて考えるということです。動機の転移とは、「自分自身が良いと感じること」から、「ケアされる人が良いと感じること」へと関心の軸を移すこと。つまり、「自分ではなく、相手が真に願っていることは何か」を見きわめて、真のケアをしようと願うことです。

ケアする人を看護者、ケアされる人を患者さんとして考えてみましょう。看護者として患者さんに心を込めて一生懸命ケアをし、患者さんからケアを受け入れるなんらかの良い反応が返ってきたら、そのことが看護者の意識を高めて、「患者さんにもっと良いケアをしたい」という気持ちにさせます。そして、そういう意識でケアされると、患者さんはさらに快くケアを受け入れるという図式ができてきます。私はこの状態を「ケアリングサイクルが回っている状態」と言っています。患者さんから肯定的な反応が返ってくると、看護者にエネルギーがわき、もっとケアがしたくなる。ケアする人とケアされる人がこのような関係性の場合には、ノディングスの言う「自然なケアリング」が営まれやすいのです。逆に、ネガティブな反応が返ってくる場合は、ケアを提供し続けるために、より強いケアリングの意識が必要になります。

看護者に求められる「倫理的なケアリング」

自然なケアリングとは、意識的にせよ無意識的にせよ、「良い（心地良い）」と感じるような状態だとノディングスは述べています。この「良い」あるいは逆に「心地が悪い」という感情は、人間がいちばんもちやすい感情ではないでしょうか。看護師という仕事は、一生懸命看護をしていても、患者さんからの反応が乏しかったり、あるいはネガティブな反応が返ってくることがあります。そういうときでさえ、看護師にはケアの専門家として高い意識をもって患者さんにあたることが求められるのです。このことについてノディングスは、「倫理的なケアリング」と表現していますが、看護という仕事を考える際には、自然なケアリングはもちろん、倫理的なケアリングをも責務とする、専門家としての高い意識をもつことが必要だと私は考えています。

ケアリングの本質そのものは、「癒し癒される」という体験をとおして体得しやすいと考えます。親から慈しまれて育てられた経験をもっていることや友だちとの関係、恋人との関係などで癒したり癒されたりする豊かな経験をもっていることは、看護者としては財産です。こうした財産があれば、患者さんと自然なケアリングの関係が築きやすいと考えます。

ケアされる人は、ケア提供者の態度から感じ取ったものに影響を受けて育ち（grow）、輝く（glow）とノディングスは述べています。ですから患者さんも、看護者のケアする態度によって育ち輝くのではないでしょうか。そして育ち輝いている患者さんを見れば、看護者はとてもうれしい気持ちになり、「もっとケアしたい」（動機の転移）という思いになると考えます。

ケアリングに伴う「罪の意識と葛藤」

次にケアリングに伴う「罪の意識と葛藤」について考えてみたいと思います。私は、罪の意識と葛藤はケアリングの意識が高い人ほど陥りやすい心理状況だと考えています。ケアリングの意識が乏しい人は看護のことで悩むことは少ないからです。

以下に罪の意識や葛藤が生じる4つのケースをあげます。

1 複数の患者から両立しない要求が出てくる場合

これは、看護場面では日常的なことです。たとえば、Aさんから「痛み止めを打ってください」、続いて排泄介助が必要なBさんから「トイレをお願いします」とナースコールが鳴るなどといったケースです。その場に自分一人しかいない場合には、優先度をつけて対処するしかありませんが、ケアリングの意識があればあるほど、あと回しにした患者さんに申しわけないと思い、罪の意識や葛藤を感じます。物理的に忙しい環境で働き続けていると、そうした葛藤を日常的に経験することになるので、心優しい看護師ほどバーンアウトしやすいといえるのではないでしょうか。

2 患者の望むことが最善のケアだと思えない場合

たとえば、外反母趾で神経障害も出ている2型糖尿病の女性患者さんが、「年をとってもエレガントでいたいから」とハイヒールを履くことにこだわっていて、足に合った靴を盛んに勧める看護者を嫌うようになった場合などです。患者さんのためを思ってアドバイスしたことが、かえって迷惑がられ、心の葛藤を招きます。

3 ケアすることが重荷となってしまう場合

忙しくて余裕がないときに、「あなたは優しいから、私の話をいつも聞いてくれてうれしい。今日も少し話を聞いてもらっていいかしら」と言われた場合などに、罪の意識や葛藤が生じます。話をゆっくり聞きたい気持ちがあっても物理的に困難な場合には重荷と感じてしまうことでしょう。

4 自分が十分にケアできないと感じる場合

フットケアが必要と思われるのに、今まではいろいろと理由をつけて足を見せてくれなかった患者さんが、やっと靴下を脱いで素足を見せてくれたとしましょう。「ほかの人には恥ずかしいから、あなただけに見せる」と言われて喜んだのも束の間、思ったよりも状態がひどくてケアに自信がなくなりました。そして、「自分がフットケアしてよいのだろうか」と悩んでしまうのです。

このように、看護者はケアしようとすればするほど、さまざまな場面で罪の意識や葛藤を感じやすくなります。

ケアリングに伴う罪の意識と葛藤

痛い〜
トイレに連れて行って
どっちを優先!?
話を聞いて…
いま、チョー忙しい…
ハイヒールが履きたいの!!
外反母趾&神経障害
ありゃりゃ、結構ヒドイ。ケアできるかな…自信ないな…

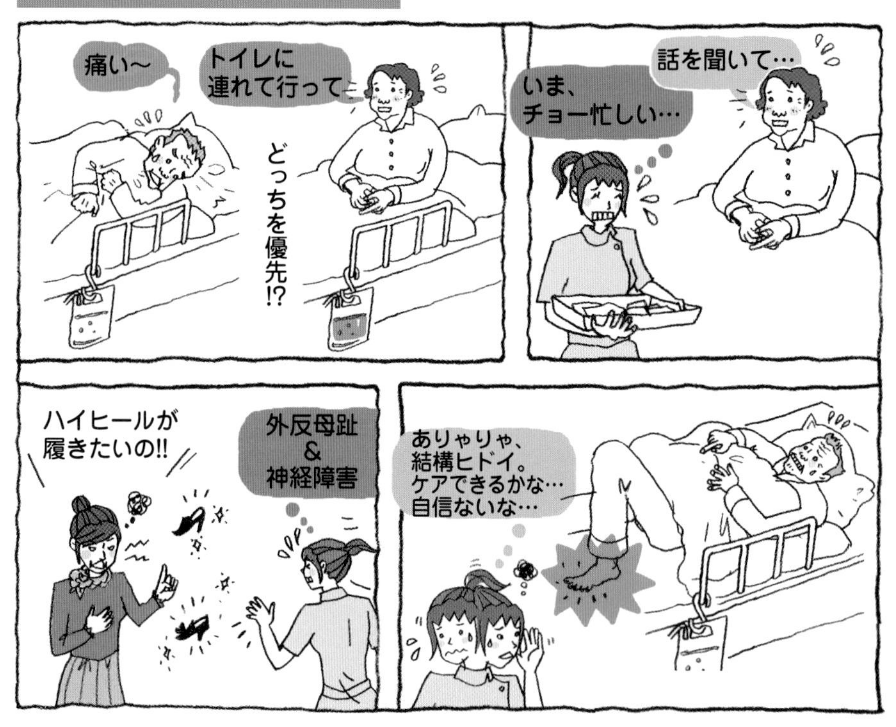

看護者の倫理的判断のよりどころ

「もっとケアしてあげたいが時間がない」「こういうケアでよいのだろうか」など、ケアリングに伴う心の葛藤や倫理的な課題は、臨床実践のなかでは日常的に生じると考えてよいでしょう。そんなとき、ケアリングの専門家として責務を果たすために、以下の５つの倫理原則が、「どう動くか」という判断のよりどころとなるかもしれません。

1 無害の原則

直接的な害が及ぶ場合だけでなく、結果として患者さんに害が及ぶことを見越した場合、そのような行為を行うことを避けるようにします。たとえば、化学療法中の患者さんで、免疫が落ちているため隔離室に入っている人がいるとしましょう。患者さんには幼い子どもがいて、「会いたいし抱っこもしてやりたい」。けれども、感染症の危険性という、死にもつながりかねないリスクを思えば、子どもを入室させるわけにはいかないのです。

2 善行の原則

善行（良い行い）、すなわち患者さんの利益となることを意図した行いをすることです。金銭的・経済的な利益だけではなく、いわゆる「患者さんのため

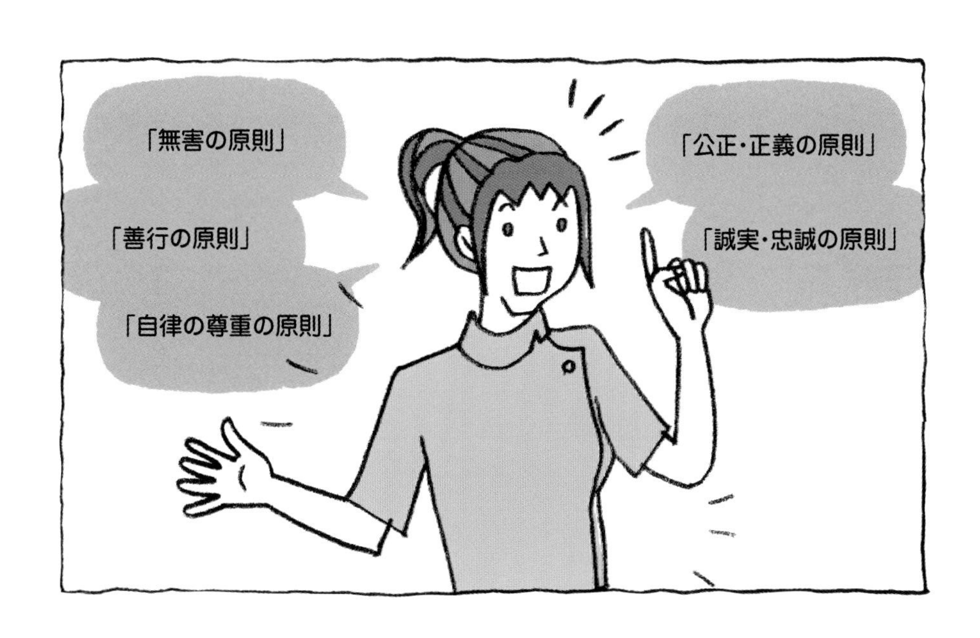

になること」を選択するということです。先の例でいえば、「エレガントでいたいからハイヒールを履く」という患者さんに対し、疎まれるとわかってはいても足に合った靴を勧める勇気をもつ、それが患者さんの真の利益につながると理解してもらう努力をする必要が出てくるでしょう。

3 自律の尊重の原則

患者さんが自己決定したり選択したりしたことを尊重する、そうできるように支援することです。人には個人的な価値観や信念に基づいて自分自身の行動を決定する自由が許されています。患者さんが「自分にとって最善だ」と考えられる選択ができるように、必要な情報を提供し、それぞれの選択肢の長所と短所を公平に伝えることが自律を尊重することにつながります。

4 公正・正義の原則

日本看護協会の「看護者の倫理綱領」(2003) にあるように、「国籍、人種・民族、宗教、信条、年齢、性別及び性的指向、社会的地位、経済状態、ライフスタイル、健康問題の性質にかかわらず、すべての対象となる人びとに平等に看護を提供」することです。その際、看護者が一人の患者さんの利益だけを考えて行動できる状況はきわめてまれで、通常は複数の患者さんを前に利益を公平に分配できるように配慮することになります。

5 誠実・忠誠の原則

患者さんに対して「真実を告げること」「うそをつかないこと」「だまさないこと」と考えられています。

以上が5つの倫理原則ですが、前提として「患者さんをより深く理解しよう」という姿勢が求められるのは言うまでもありません。

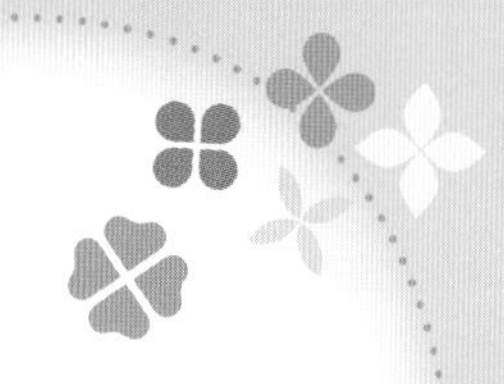

第2章

患者の心理を理解する

セルフマネジメント支援の第一歩

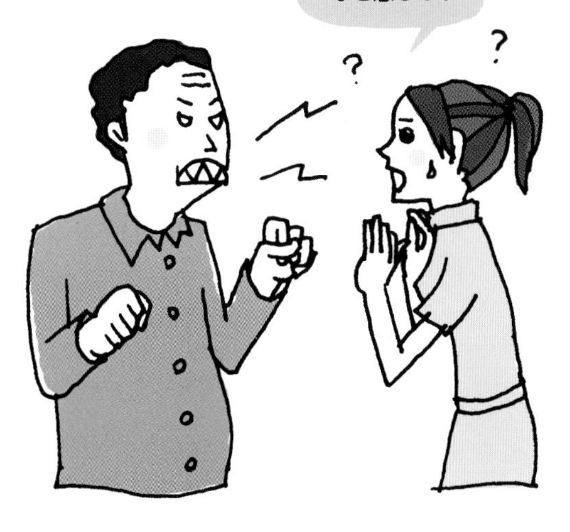

2-1 健康信念モデル

行動変容する・しないは何によるのか

人は病気をどうとらえているのだろう

糖尿病と診断されたとき、それを怖い病気と思うか、たいしたことのない病気と思うか。あるいは生活を改善しなければいけないというときに、ちゃんとやらなければ大変なことになると思うか、そう思わないかで、その人の行動はずいぶん違ってきます。そのあたりの気持ちが何に影響されているのかということを考えるためのモデルとして、「健康信念モデル」があり、患者さんが健康についての予防行動をしようとしないときに、なぜかなと解釈する際にとても有効です。

まず、次ページの図のA「特定の疾患に対する脆弱性(ぜいじゃく)の自覚」ですが、「特定の疾患」を「糖尿病」と置き換え、「糖尿病にかかる可能性の自覚」と考えてください。たとえば、お父さんかお母さんが糖尿病、つまり家族歴がある人のなかには、自分も糖尿病になる可能性が高いという自覚（脆弱性の自覚）をもっている人が結構多いのではないでしょうか。あるいは、家族歴はないけれども、自分は運動もしていないし、過食で肥満で不規則な生活をしている。「そんなふうでは糖尿病になってしまうわよ」と周りからも言われたりする。そうすると、自分はこのままでは糖尿病になるかもしれないな、という自覚をもっていることがあります。また、健診のとき尿糖で引っかかったとか、血糖値が少し高めだから気をつけるように言われたりすることで、糖尿病になる可能性の自覚が高まるということがあります。

逆に、まったくそういうことがなければ、糖尿病になる可能性の自覚は低いわけです。たとえば、私が面接していた60歳の女性がそうでした。この人は

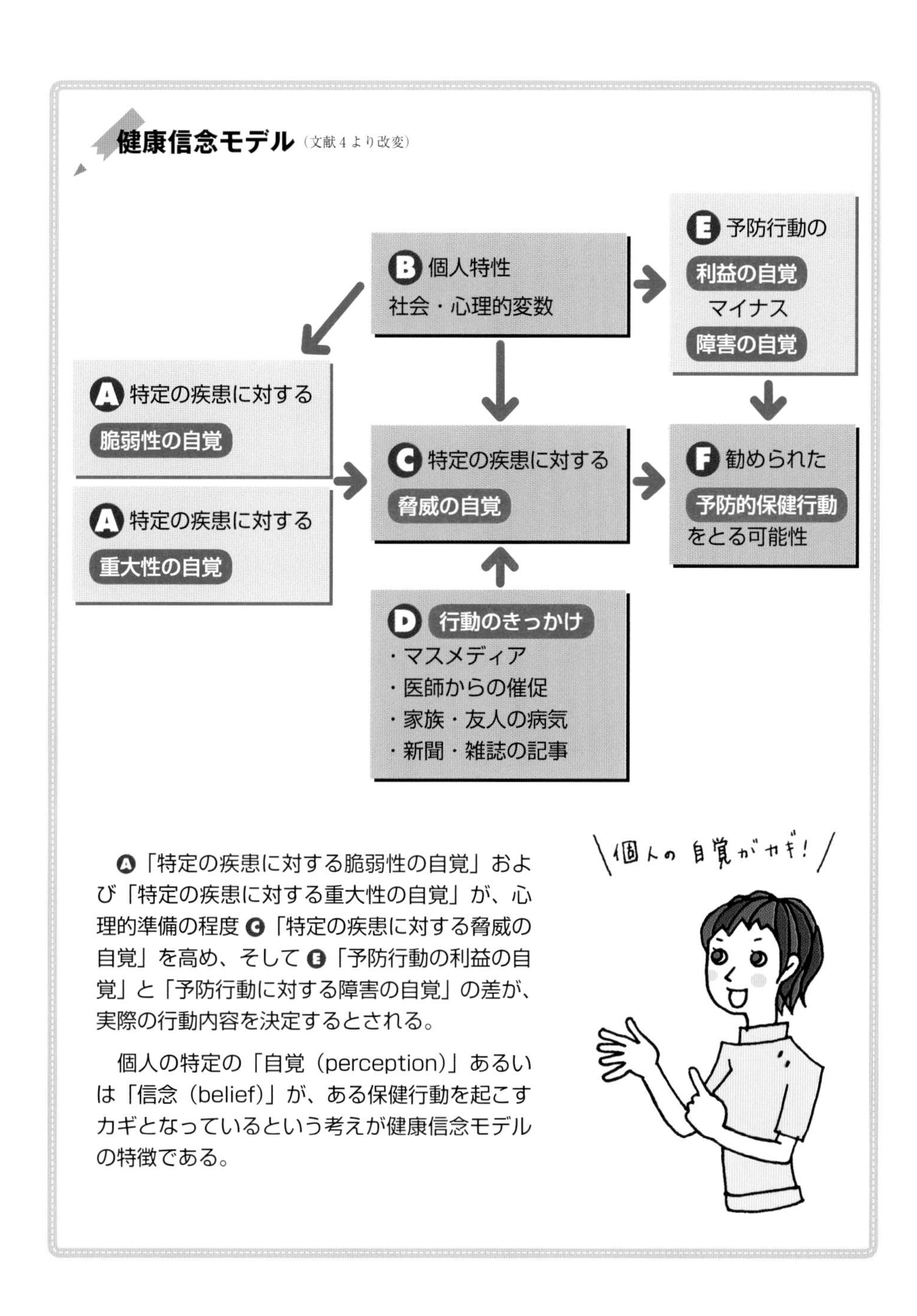

Ⓐ「特定の疾患に対する脆弱性の自覚」および「特定の疾患に対する重大性の自覚」が、心理的準備の程度 Ⓒ「特定の疾患に対する脅威の自覚」を高め、そして Ⓔ「予防行動の利益の自覚」と「予防行動に対する障害の自覚」の差が、実際の行動内容を決定するとされる。

個人の特定の「自覚（perception）」あるいは「信念（belief）」が、ある保健行動を起こすカギとなっているという考えが健康信念モデルの特徴である。

58歳ぐらいのときに1型になったという、非常に珍しいケースです。この患者さんの場合は、若いときからとても活動的で、エアロビクスなどもずっと続けており、スリムな体型を維持していました。だから、「ほかのどの人が糖尿病になったとしても、あなただけは大丈夫ね」と周りからも言われ、自分でもそう思っていたそうです。家族歴もありませんでした。ですから糖尿病にかかる可能性の自覚がゼロに等しかったのです。それが突然、発症してしまったというわけです。

Ａのところでもうひとつ、「特定の疾患に対する重大性の自覚」というのがあります。同じ病気でもそれに対する認識の度合いはまちまちです。糖尿病という病気はとても重大だと認識している人と、「糖尿病は国民病だ。みんながなる病気だから､たいしたことはない」と思っている人とがいます。あるいは、がんと糖尿病はどちらが重大と感じるかといえば、「がんのほうが重大だ」と答える人のほうが多いと思います。けれども糖尿病を専門にしている者からすれば､「がんは、いまは早期発見できれば手術で治るし、再発しない可能性もある。けれども糖尿病の場合は、悪化させたらどんどん進行するから、糖尿病のほうが大変だ」とも思えます。でも、一般の患者さんにとっては、「肺がんです」と言われたときと、「糖尿病です」と言われたとき、どっちが重大に思うかというと、やはりがんではないかと私は思うのです。

このＡの「特定の疾患に対する脆弱性の自覚」と「特定の疾患に対する重大性の自覚」というのが､Ｃの「特定の疾患に対する脅威の自覚」に影響します。そしてその病気を怖いと思えば思うほど、その病気にならないような努力、すなわちＦの「勧められた予防的保健行動をとる可能性」が高まるといわれています。

column

「見えなくなる」ことへの恐怖感

ある病気についての重大さ、恐ろしさを自覚する際、目が見えなくなるというのは、かなりインパクトの大きいことです。生まれつき目が見えない人は、「目が見える」ということがどういうことかわかりません。ですから見えないことの不便さの自覚は少ないわけです。でも中途失明者の場合は、見えていたのが途中から見えなくなるわけで、その恐怖感は非常に大きいといわれています。自分自身に当てはめればよくわかりますが、目が見えなくなるということは、誰もがかなり大きなダメージとして受け取ります。

行動変容のカギを握る「利益と障害の収支バランス」

ただ、そうは単純にいかないところが、E、すなわち「予防行動の利益の自覚と予防行動に対する障害の自覚とのバランス」です。「糖尿病にならないためには、あるいはすでになった人がそれ以上悪化させないためには、こういう行動をするといいですよ」という「予防行動」があります。そのとき、「そういう予防行動をとれば血糖値がコントロールできて、さきざき合併症なども出ないぞ」と思うのは「利益の自覚」です。そしてこの自覚が高いほど、「勧められた予防的保健行動をとる可能性」は高くなるだろうといわれています。

その一方で、「予防行動に対する障害の自覚」というのがあります。「予防行動」には、たとえば食事制限があります。制限のある食事をとる。このとき、「そんなのいやだ」「お腹がすいてたまらない」「そんな鳥のエサみたいな食事をし

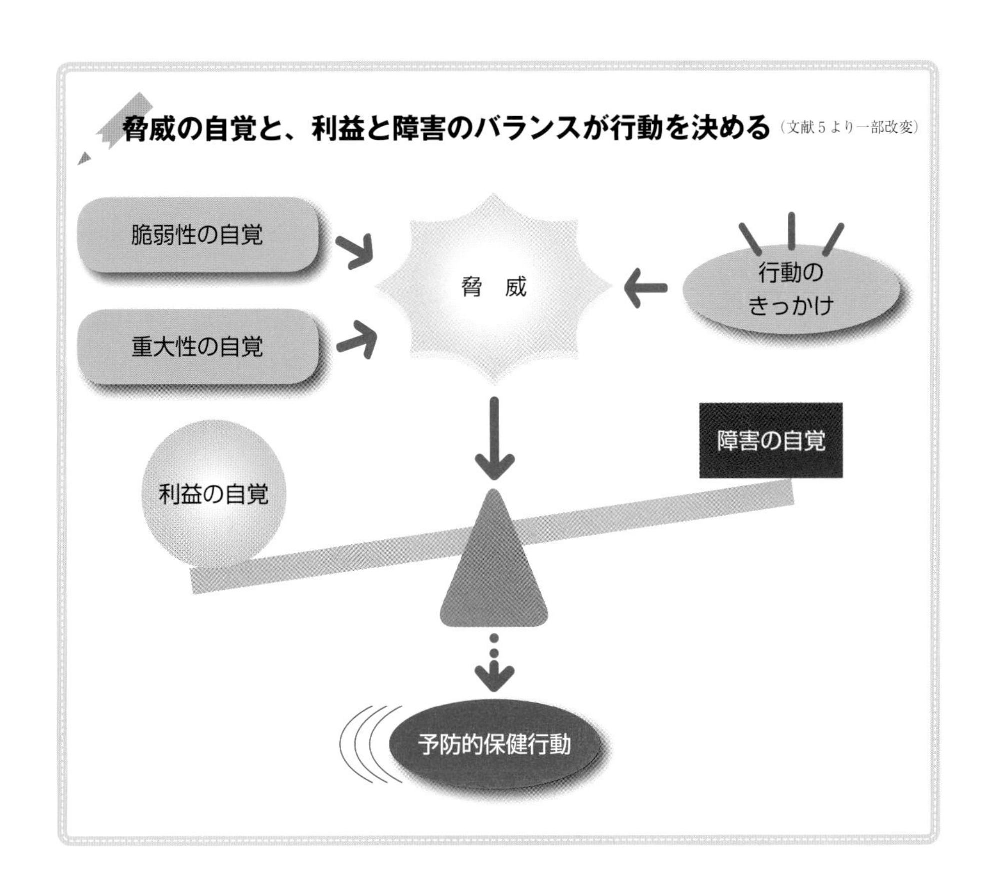

ていたら仕事にならないわ」と思う。あるいは運動をするという予防行動に対し、「そんな時間ないわ」「運動なんてしんどいなあ、大変だなあ」などと負担に感じる。これらはみんな「障害の自覚」です。

予防行動に対しての「利益の自覚」と「障害の自覚」の収支バランスがどちらに傾いているか、どちらをより強く自覚しているかが、実際に予防行動をとるかどうかに影響してきます。たとえば「仕事上、とてもそんな生活はできないわ」と「障害の自覚」のほうが高ければ、Cの「特定の疾患に対する脅威の自覚」があったとしても、Fの「勧められた予防的保健行動をとる可能性」はあまり高まらないと考えられています。

また、Bに「社会・心理的変数」、Dに「行動のきっかけ」というのがありますが、周りの環境や個人の特性、文化的背景、有名人が糖尿病に罹患したというニュースなどもその人の行動に影響してきます。

事例をいくつか出しました。健康信念モデルを参考に、これらの患者さんの心理を考えてみましょう。

事例で考えてみよう 1 脅威の自覚はあるが予防行動に移せない

事例

祖母が糖尿病だったと聞いている。亡くなる前、まったく目が見えなくなっていたけど、あれは糖尿病の合併症だったのだと思う。目が見えなくなるなんて絶対にいやだ。僕も糖尿病になる可能性が高いのだろうか。そう考えると怖い。でも会社のつきあいがあって何もできない。

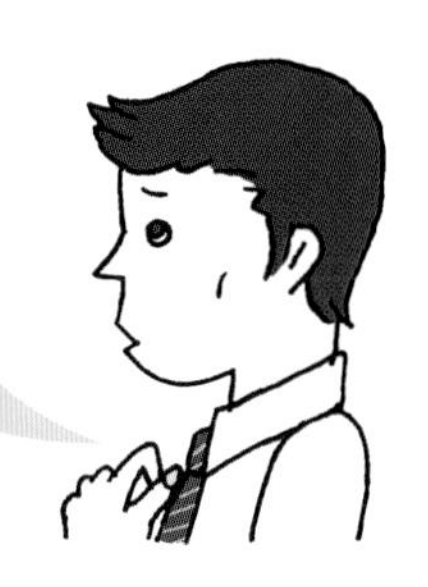

これはどう思いますか？「祖母が糖尿病だった、だから自分もなるのかなあ」というのは「脆弱性の自覚」です。「しかもその病気のせいで祖母は目が見えなくなっちゃった」と、病気の重大性を自覚しています。そして「自分もそうなるのかと考えると怖い」ということを言っていますから、「脆弱性と重大性の自覚」から「脅威の自覚」をもっているということです。

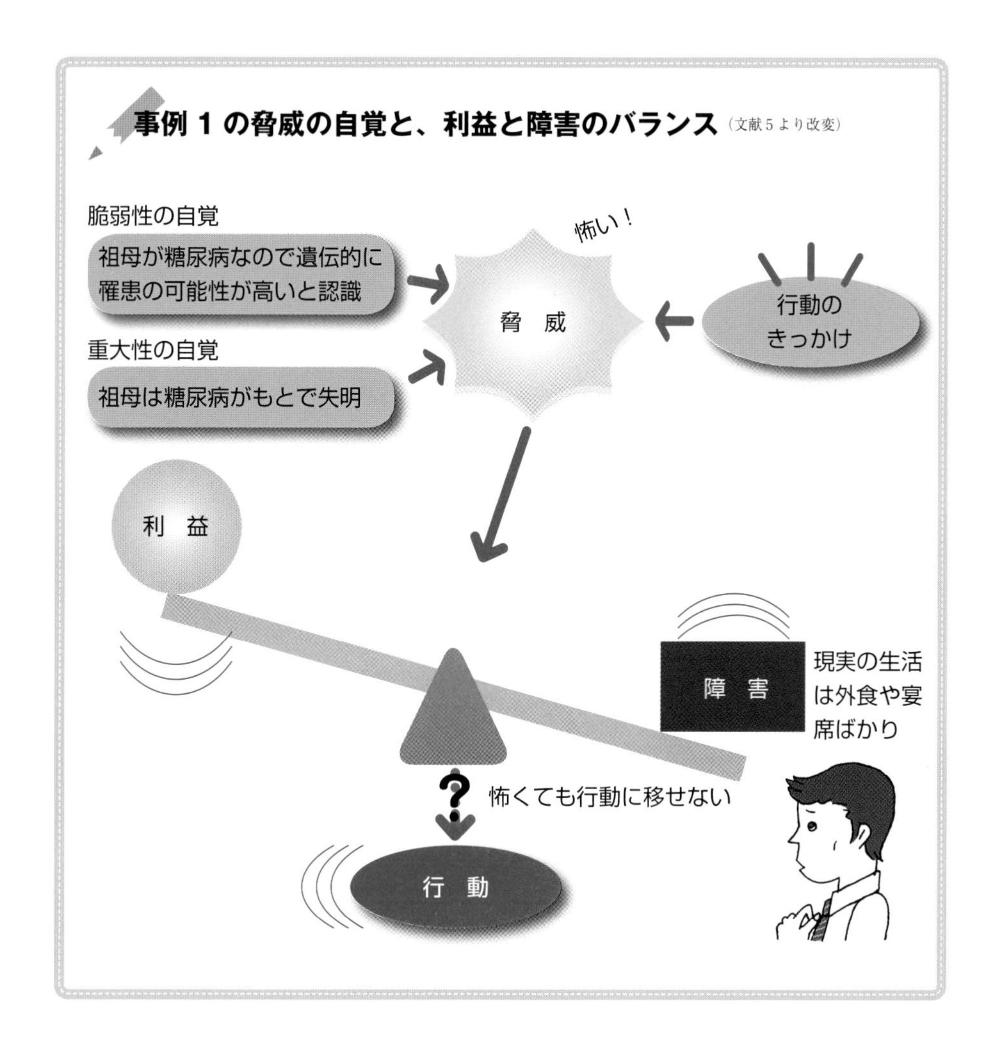

問題はここから先です。これらの自覚をもち、「予防しなければ」と思ったとき、スムーズに予防行動に取り組めるかどうか。たとえば、「食事ではカロリーの取り過ぎに気をつけ、お酒もほどほどにしたほうがいいらしい」と思う。けれども自分の生活を考えたとき、「自分はいま営業部で、外回りや残業が多く、外食ばかりだ。同僚や取引先の人との会食でカロリーなんて考えていられない。夜だって、仕事上、断れない宴席がちょくちょく入るし」などということになると、苦しくなってくるわけです。糖尿病を怖い病気だと自覚してはいるけれども、現実の生活を考えると、「予防行動を実行することはなかなか難しそうだ。怖くてもなかなか行動に移せない」ということになるかもしれません。

column

糖尿病と遺伝

病気と遺伝との関係についての研究が進んでいますが、糖尿病の場合、現在までに多くの遺伝子異常症が見つかっています。ここでは代表的な２つの遺伝子異常を紹介します。

１つは、グルコキナーゼ遺伝子異常症です。このタイプの人は空腹時血糖値が少し高めにセッティングされているのです。空腹時血糖は通常、80 〜 100mg/dL ぐらいにセッティングされていますが、それが遺伝的にちょっと高めに設定されている人がいるのです。そういう人の場合、空腹時血糖を測ると 130mg/dL とか 140mg/dL とかなので、いまの基準では糖尿病と判定されます。けれども合併症などはあまり出ません。そういう遺伝子のタイプがあるのです。ですから、「父が大丈夫だったから自分もきっと大丈夫」と思っている人のなかには、もしかしたらそういう遺伝子をもっていて、あまり厳密な管理をしなくても合併症が出なくて一生過ごせる可能性がある人がいるのかもしれません。

見つかっているもう１つの遺伝子異常症は、ミトコンドリア遺伝子異常症です。このタイプは、発症したら確実に病気が進行していきます。患者さんのなかには、指導されたとおりの予防行動をきっちりやっていても、症状が進むという人がいます。食事制限も守っているし、運動もがんばっている。それでも確実に進行し、いずれはインスリンが必要になるであろうという、そういう遺伝子のタイプがあるということです。

がんばって予防行動していてもうまくいかないというのは、理不尽ですけれど、現実にあるのです。そしてこういうタイプもあるという事実を、私たち医療者は知っておかないといけません。一般に、「2 型の糖尿病は、本人が自覚して行動すれば、そんなにひどくはならないはずだ」と認識されています。ですからデータが悪いと、本人が「がんばっています」と言っても、「がんばっていたらこんなデータになるはずがない」と責めたくなります。でも、もし本当にきちんと予防行動をとっているにもかかわらず症状が進むのであれば、「ひょっとしたら、がんばっても症状が進むタイプの人かもしれない」ということを頭の隅に置いて接していく必要があると思います。

事例で考えてみよう 2
脆弱性の自覚はあるが重大性の自覚はない

事例

お父さんが糖尿病だけど、普通に食事をしている。特別に我慢していることは何もないようだけど、合併症はまったく出ていない。僕は父の子だから、多少血糖値が高くたって、大丈夫だと思う

こういうタイプの人もいます。たとえば「おじいさんは糖尿病だと言われていたけれど、90歳まで元気に生きていた。僕はおじいさんの血を継いでいるから、糖尿病って言われてもへっちゃらだ」とか。この事例の場合、「お父さんが糖尿病だから、もしかしたら自分だって糖尿病になる可能性があるかもしれない」という「脆弱性の自覚」はあります。けれども「重大性の自覚」がないのです。

「お父さんは、糖尿病って言われても食生活も普通だし、特別に我慢していることもなさそうだ。なおかつ合併症も出ていない。だから病気になったって、たいしたことはないのだろう。ほかの糖尿病の人は大変な苦労をしているらしいが、僕の場合はお父さんの子だから大事にはならないだろう」。この理屈は結構強いです。自分がこの人の立場なら、やはりこう考えたくなります。そしてこのあたりのことは遺伝子医療にもかかわってきます（前ページのコラム参照）。

事例２のような人に対して、私たちは「お父さんが大丈夫だから自分だって大丈夫と言われますが、そんなことはありませんよ。そのようにおっしゃって、何もしなかったために糖尿病になってひどくなった人を何人も私は知っています。ですから、お父さんはそうだったとしても、あなたの場合はきちんとされたほうがいいですよ」というように言ってきましたし、これからもそう言っていく必要があると思います。けれどもこれからは遺伝的なことも考慮し、「お父さんが大丈夫だったら、本当に大丈夫なこともある」ということを、専門家としては頭に入れておく必要があると思います。

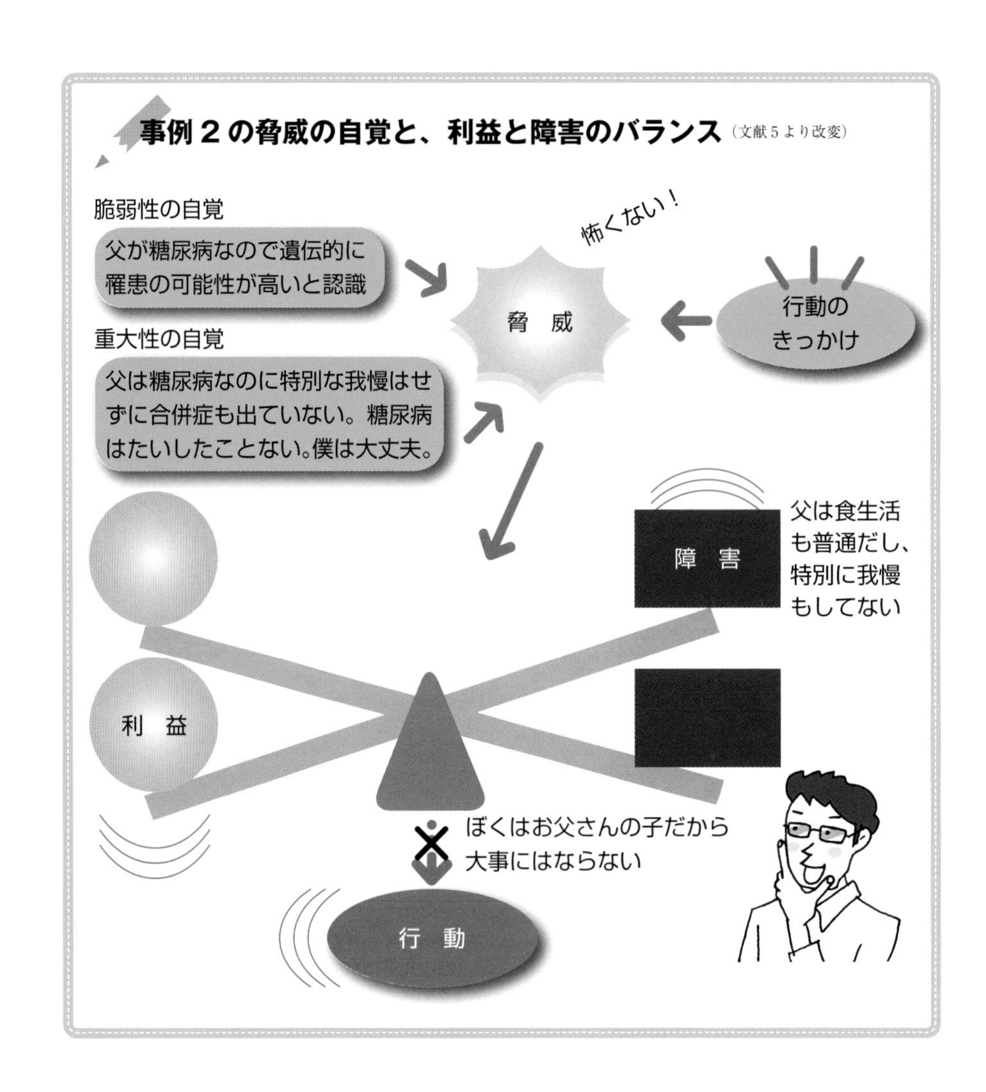

事例で考えてみよう 3
行動する意思はあるが方法に問題がある

事 例

昨日、健康雑誌を読んでいたら、焼き梅干しが血糖改善によいと出ていた。栄養士さんの話を聞くと、栄養管理って難しそうだけど、焼き梅干しならできそうだわこれは、「○○一品主義」「これ一品食べれば健康は保証します、人生バラ色になります」という民間療法です。焼き梅干しを食べるだけで血糖が改善するというなら、これは難しいことではありません。「簡単なことで、多大な効果が期待できる」というのが「○○一品主義」のウリです。行動内容が簡単だから、みんなが乗る。行動することに対しての「利益の自覚」がとても高く「障害の自覚」が少ない。ですから実際に行動する可能性が高いわけです。

「○○一品主義」には、もちろん限界があります。けれども、人の気持ちの

column

日本人は糖尿病になりやすい!?

欧米人に比べ、日本人はインスリン分泌力が弱く、これに過食や運動不足といった環境要因が加わることで糖尿病になりやすいといわれています。東北大学大学院医学研究科の岡芳知氏によると、「100点までいくと病気が発症する」という考え方で足し算をすると、日本人の多くは最初から、たとえば30点とか50点が付加されているというのです。そこにストレスや過食、肥満、運動不足などといった環境要因が積み重なって100点になってしまうと発症するわけです。ところが、インスリン分泌力が強いなど、遺伝的要因がない場合は、最初は0点。発症までにはまるまる100点あるから、かなり無茶な生活をしてもなかなか100点にはいかないのです。実際、そういう人がいます。かなりの肥満で、生活習慣もすごく問題、けれども血糖値その他は正常、という人。だから、そういう人の場合は、遺伝的な付加点がもともと低いのでしょう。人によって、最初から80点ぐらいもたされている人もいればゼロに近い人もいる。そして日本人の場合、付加点がもともとちょっと高いという人が多いということです。

ある程度の付加点、つまり遺伝的要因をもっていても、過食とか運動不足、ストレス、肥満といったことを予防、コントロールしておけば、100点にいかないので発症しないですみます。そこで、一人ひとりに「あなたは何点ありますから、糖尿病になりやすいですよ」ということを子どものときから伝え、自覚させようという意見があります。

ただ、そのように遺伝情報を提供できる状況になったとしても、たぶん患者教育の大変さは変わらないであろうといわれています。「わかっていてもできない」という人が少なくないからです。ですから、そうした人たちへのかかわり方は、遺伝情報がどれだけ開示されても変わらないだろうということです。

どこを突つけば行動に出るかということをうまくとらえ、上手に保健行動をとらせていると思います。

こうした、「ちょっとの努力で大きな成果」に対し、私たち専門家が言うのは「大きな努力で小さな成果もあがらないかもしれません」。行動すべき事柄をたくさん言っておいて、「でも、ときには効果がない場合もありますよ」「人にもよりますよ」ということを言います。きちんと説明しようと思えば、どうしてもそうなります。でも、そうすると患者さんは、「そんなに努力して、QOL もすごく低くなって、なおかつダメな場合はダメなのですか。それなら、やりたくないな」。こうなるのが人の心理です。

では、利益だけを言ってリスクを隠したり、誇大広告のように利益を強調したりするのはどうか。本当は障害があるのだけれど、それは隠ぺいして言わない。よいことだけを言ってリスクは伝えない。あるいは「これをすればすべてがよくなる」みたいに、利益ばかりを強調する。これは巧妙なだましのテクニックで、もうけ話というのがそうです。

私たち専門家はこういう手を使ってはダメで、リスクについてもきちんと伝えていかなくてはいけません。「これを飲めばすべてよくなる」という薬はなく、多かれ少なかれ副作用があります。そもそも、副作用のまったくない薬は効かないです。効く薬にはだいたい副作用があるはずです。メリットとデメリットの両方がある。ですから、「あなたの病気にはこの薬がどうしても必要です。でも、こういう副作用が出る場合もあるので、そのときは早めに教えてください」というもっていき方をしないといけません。

いたずらに「障害の自覚」を高めないことを前提に、利益と障害の両方を説明していくことが大事です。

事例で考えてみよう 4
病気の重大性の自覚が脅威の自覚につながっていく

事例

隣のおばさんは糖尿病を長く患って、最後には心筋梗塞で亡くなった。糖尿病って大変な病気なんだってわかった

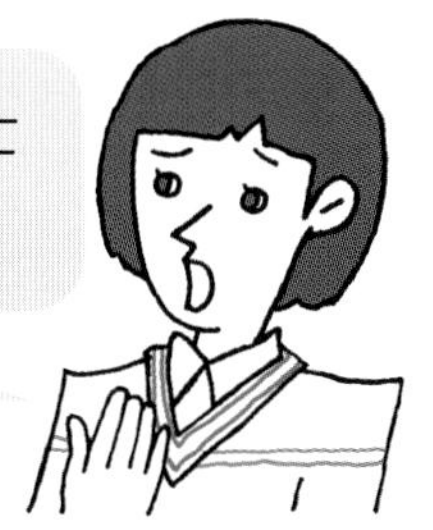

これは、自分の身内ではないから「脆弱性の自覚」には関係しませんが、「糖尿病は大変な病気なんだ」と、「病気の重大性」は自覚しています。そしてそれが「脅威の自覚」につながっています。

「じつは会社の同僚が……」「知人が……」といった話はよく交わされます。「知り合いに糖尿病の人がいた。その人は最後は心筋梗塞で亡くなった。糖尿病というのはずいぶん怖い病気らしい。しかも最初は自覚もないらしい。でもほうっておいたら大変だっていうのを聞いて知っている」。こういうことを見聞きすることで、糖尿病の怖さを自覚する人も多いと思います。

column

痛みがないと自覚も低い

痛みは自覚に影響します。私は昔、ボランティアで沖縄のハンセン病の病院に1週間ほどいたことがあり、そのときにそこの医師が話していたことが印象的でした。「神経ライは痛みがないというのが問題だ」と言うのです。沖縄の強い日差しのもとでは、砂浜の砂が焼けて、はだしでは歩けません。でも神経ライの患者さんは痛くないから歩く。そして火傷（やけど）をしてしまうのです。

ですから神経ライの患者さんに対しては、ちょっとした症状、たとえば「熱が出た、風邪かもしれないな」というときも、全身を診るのだそうです。痛くないから気づいていないけれども、足の裏に釘が刺さっていたりして、それが熱の原因だったという場合があるのだそうです。だから全身を診る。

痛みを感じる、感じないで、病気に対する自覚は大きく変わってくるということです。

医療者と患者との自覚のギャップ

「健康信念モデル」のカギとなるのは「自覚」です。A「脆弱性の自覚」、自分がその病気に対してどのくらいかかりやすいか。同じくAの「特定の疾患に対する重大性の自覚」。それからC「脅威の自覚」。そしてEの予防行動に対する「利益の自覚」と「障害の自覚」。ですから、健康を考えて行動変容していくためには、本人の「自覚」がとても重要です。

けれども、自覚というのは客観的な判断ではありません。どういう意味かというと、私たち医療者は「糖尿病はこんなに大変な病気ですよ」とか「こういう行動をとったらこういう利益がありますが、ときにはこういう障害もありますよ」ということを伝えます。けれども、行動につながるのはあくまでも患者さんの自覚しだい、つまり主観的判断だと、「健康信念モデル」では考えています。

また、「脆弱性の自覚」とか「重大性の自覚」について、医療者側が客観的に考えていることと、患者さん本人が思っていることに、ギャップが見られる場合があります。たとえば、風邪をひいたとき、みんながみんな病院に行くかというと、そうではないです。市販薬を飲む人もいれば受診する人もいる、とにかく体を休めて様子を見るという人、逆に「風邪くらいなんだ」と、病気の体を押して仕事に出る人もいます。どう行動するかということは、その人の自覚の仕方によります。専門家に見せるべきか、見せなくてよいか、というのは、その人の主観的判断であって、専門家の客観的判断とは違うことが多いです。患者さんにすれば重大な症状と思って受診したけれども、医療者側から見れば「なんでこの程度で病院に来るの？」、逆に、患者さんはたいしたことはないとほうっておいた症状が、私たちからすれば「なぜこんなになるまでほうっておいたんですか」となったりする。糖尿病にかかわる症状でも、たとえば80ページの事例のように、痛みがないからほうっておいた、ということがあります。

こんなふうに、医療者と患者さんとの自覚にギャップが生じることがあります。そして、行動するかしないか、どういう行動をするかは、あくまでも患者さんの自覚しだいだというのが、この「健康信念モデル」でいわれていることです。

「脅威の自覚」を高めようとする従来の教育

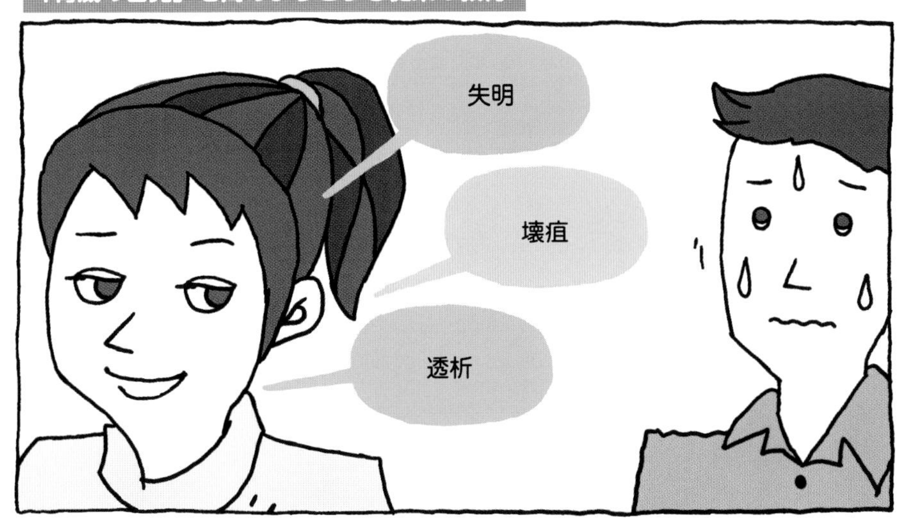

従来の教育は「脅威の自覚」に焦点を当ててきた

従来の糖尿病の患者教育は、「脅威の自覚」を高めることに力を注いできました。「糖尿病は怖いぞ。ほうっておくとこんな合併症が出るんだぞ」と、映像とか本とかを見せる。脚が腐るとか、透析になるとか、目が見えなくなるとか、心筋梗塞で倒れるとか、そういうことをたくさん並べることによって、「脅威の自覚」をうんと高めてもらう。そしてそのあと、「でもちゃんと予防行動をとっていれば大丈夫ですよ。食べ物だって、食べていけないものはないし」と、今度は「予防行動の利益」について伝える。もちろん「予防行動の障害」についてもきちんと伝えるけれども、「患者であればどんな障害があっても、その行動をするべきだ。大変かもしれないけれど、がんばりましょう」というように話を進めていく。これが従来の医学モデルでの指導法でした。

けれども、かなり脅威を自覚させ、なおかつ「利益の自覚」を高めても、それでも行動しない人がたくさんいるわけです。また、過剰に反応して脅威の自覚が強くなりすぎて、鬱病を発症してしまう人もいます。従来の指導法にはそのあたりの限界があります。そこで、ではどうするかということで、セルフマネジメントモデルが登場してきたわけです。

column

赤信号、みんなで渡れば怖くない？

中年の方と話していると、「赤信号、みんなで渡れば怖くない」的な話がたくさん出てきます。私が面接したなかでは、こんな人がいました。空腹時血糖値は140～150mg/dLぐらい。本人はがんばって生活改善を続けている。けれども話を聞くと、同僚にもっとひどい人がたくさんいるそうなのです。「俺なんか200だぞ」「俺は300だぞ」と、自慢し合っていて、「自分は150だ」と言うと、「お前、まだヒヨコだな」などと笑われたりする。

行動のきっかけというのは、家族や友人など、周りの人の言動も大きいと思います。元気で仕事もバリバリこなしているような人から、「自分は200だ。140、150で何を怖がっているんだ」ということを言われると、「医者はああ言うけれども、この程度なら大丈夫かも」となる危険性は大いにあります。

2-2 本人と病気との位置関係

糖尿病とどうつきあっていくべきか

目指すはⅣタイプ

糖尿病というのは完治が望めず、多くの場合、患者さんはずっと病気を抱えて生きていかなくてはなりません。そこで、ここでは患者さんと病気との関係を見ながら、どうしたら患者さんが自分の病気とうまくつきあっていけるかを考えていきましょう。

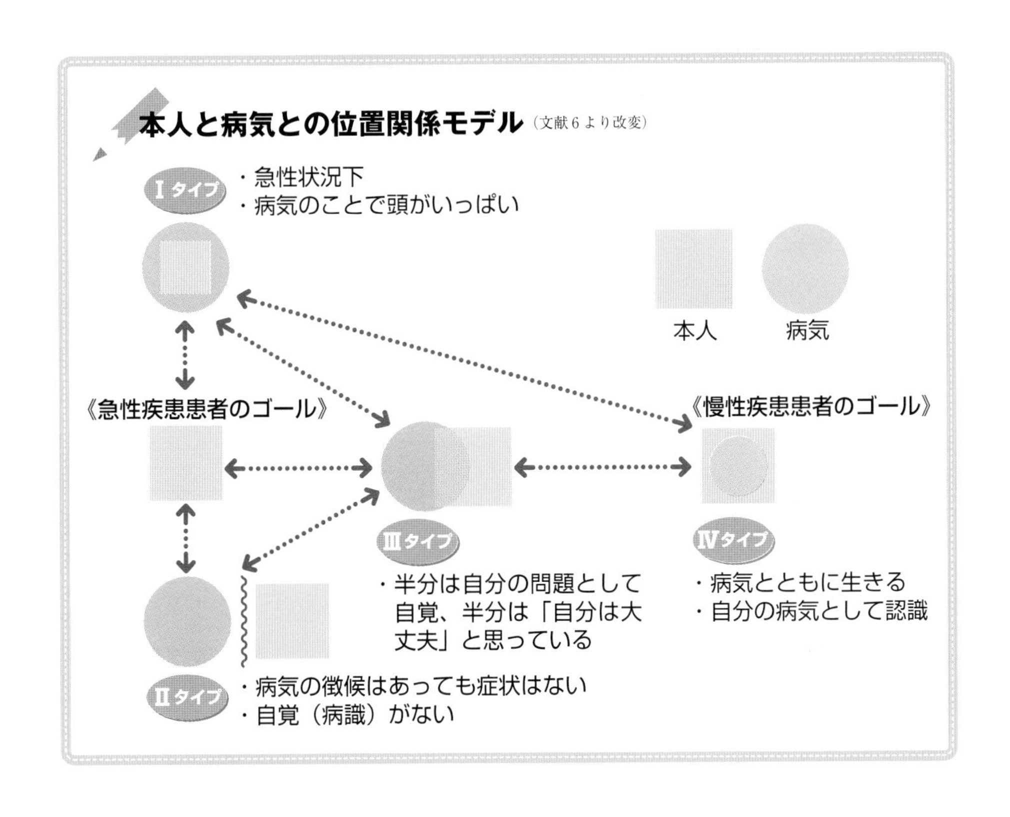

前ページの図は「本人と病気との位置関係」を示したもので、■は患者さん本人、●は病気を意味します。

Ｉタイプ

Ｉタイプは、●の中に■がある。つまり患者さんは病気に取り込まれてしまっている状態です。これはイメージしやすいと思います。たとえば夕食の準備をしていたら誤って包丁で指を切って血が出てきた。痛い。こんなとき、夕食の準備どころか、全神経はけがをした指先に集中してしまいます。急性虫垂炎などで「イタタッ」というときなども、ほかのことなど何もできない状況になってしまいます。

一般に、Ｉタイプには急性期の患者さんが当てはまります。けれども慢性疾患でも、「病気や痛みのなかで生きている」という状況になることはありえます。たとえば、がんノイローゼなどがそうです。あるいは、糖尿病と診断されて、前述の健康信念モデルでいえば「脅威の自覚」が強過ぎて、頭のなかがパンパンになってしまう。何をするのも怖い。食べるのも怖い。私が知っている人のなかにもいました。ある程度糖尿病が進んでいて、腎機能も落ちている。「この先、大変なことになるよ」と言われて、極端にカロリーを抑えた超低カロリー食を自己判断で続けた。そのため腎機能が悪化し、早くに透析になってしまったというケースがありました。

このように、病気のことだけで頭がいっぱいになってしまうのがＩタイプです。そして私たち医療者がヘタに教育することで、医原的にＩタイプをつくってしまうことがあります。どういうことかというと、人は病気のことだけ考えて生きているわけではなく、仕事とか家族とか精神生活など、さまざまな要素に囲まれて生活を営んでいるわけです。けれども、私たち医療者は病気ということを接点にかかわっているので、「病気を治すためには」とか「それでは病気がひどくなりますよ」とか、病気のことだけ言うわけです。そうすると、患者さんのなかには病気のことだけで頭がパンパンになってしまう場合があるのです。これが医原的にＩタイプをつくってしまうということです。

Ⅱタイプ

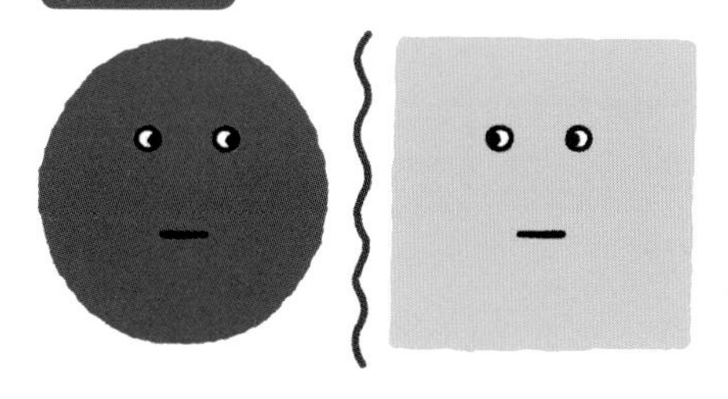

Ⅱタイプというのは●と■の間に亀裂(きれつ)が入っています。これは、どれだけ病気の知識をもっていたとしても、本人は「自分とは関係ない」と思っているので、行動はまず変わりません。糖尿病で教育入院した患者さんのなかにも、ときどき、ひと事のように思っている人がいます。病気への理解度は非常に高く、知識チェックなどでは100点満点。けれども、100点取れた人が行動を変えるかというと、必ずしもそうではないです。

だから、自分と病気との間に亀裂が入っているⅡタイプの人は、糖尿病のことをよく知っているけれども、ひと事としてとらえているので行動は変わりません。

Ⅲタイプ

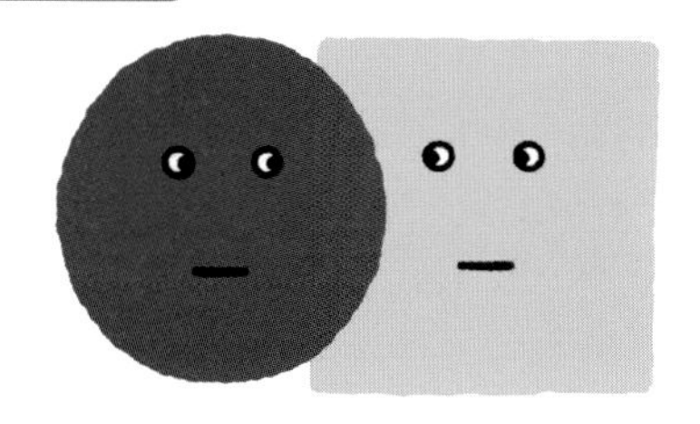

次にⅢタイプです。●と■が重なっています。重なり具合は人によって、あるいは同じ人でも状況によってまちまちです。ときには「病気だから注意しなければ」と思ったり、ときには忘れてしまっていたり、ということで、ほとんどの人はこのⅢタイプです。私は、Ⅲタイプで生活者としてバランスが取れていればよいのではないかと思います。

Ⅳタイプ

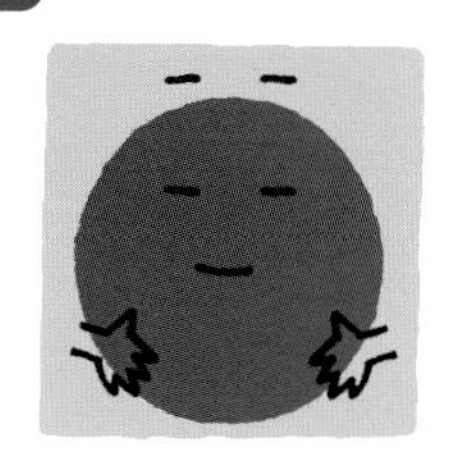

Ⅳタイプというのは、本人が病気を取り込んでいる状態、つまり病気とうまく折り合いをつけて生活できているというタイプです。慢性疾患の場合は、完治する、病気をなくすということが期待できません。病気の“根っこ”を抱えながら生活していかなければいけないので、それが暴れ出さないようにコントロールする。糖尿病の患者さんが目指すのはこのタイプではないかと思います。

Ⅳタイプ実現のためのアプローチ

かかわり方の方向性としては、次の３つのアプローチがあるのではないかと思います。

1 ●を小さくする（病気を弱める）

病気を弱めるというのは、治療や検査をきちんと行い、異常を早期発見したり薬物投与などで症状を抑えたりするということで、医療者側が責任をもって役割を担うところですが、療養行動を実行するのは患者さん自身なので、患者さんの関与もまた大きいところになります。

2 ■を大きくする（本人の力を高める）

■を大きくするアプローチ。つまり本人の力が大きくなると、病気と上手に折り合いをつけて過ごしていくことが容易になってきます。

1章で述べたセルフマネジメント能力を高め、病気でありながらも自尊感情をもって生活できるという力を養っていくということです。

けれども、本人の力といってもやはり一人では限界があります。そこでソーシャルサポート、家族とかヘルパーとか、もちろん私たち専門家とか、人的資源を使って本人の力を大きくする。たとえば呼吸器をつけて在宅酸素療法をしている人だとか、あるいは筋萎縮性側索硬化症（きんいしゅくせいそくさくこうかしょう）の人だとか、在宅でもいろいろなレベルの患者さんがいます。こういう場合は、いくら本人の力だといっても限界があります。けれども家族やボランティアの人が入ることによって行動が拡大できる。病気はどんどん大きくなってくるけれど、病気が進行しながらも、なんとか折り合いをつけて生活できる力をつけることはできるわけです。

3 自覚（病識）を高める

病気との間に亀裂が入っていたら、どんなに本人の力が大きくても行動しないので、●と■の距離を近づける、すなわち自覚を促すということです。病気であることを受け入れたくない状態にあるのであれば、受け入れたくないというその気持ちを私たちがまず受け止める、そういうところからアプローチしていくことになるだろうと思います。

2-3 事例に見る患者の心理

健康問題への反応は人それぞれ

2章1･2をふまえ、いろいろな患者さんのタイプを事例で見てみましょう[7]。

事例で考えてみよう 1
「病気になったことで健康になった」と話すAさん

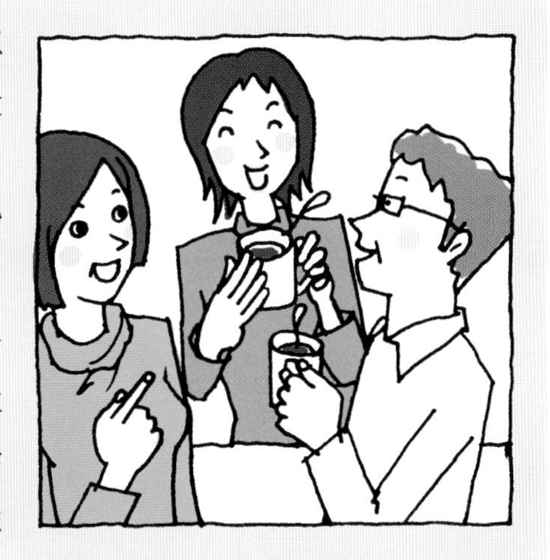

Aさんは48歳の男性で、公認会計士である。2年前に生命保険に加入しようとして健診を受けたところ、尿糖が出ていることを指摘された。仕事上、生活が不規則でストレスも多かった。接待も多く外食中心でアルコールもよく飲んだという。Aさんは糖尿病と診断されてから糖尿病に関する勉強をし、具体的な食事療法や運動療法のやり方は外来で医師や看護師、栄養士の説明を聞いて行ってきた。現在、1,600kcalの食事療法と運動療法だけで、血糖コントロールは良好である。月に1度の定期通院もきちんとしている。最初はお腹がすいてつらかったけれど、体が慣れてきたのか、いまではその量で十分満足できるようになったという。いままでのつきあいを全部やめるのではなく、好きなカラオケに週に1回は行くが、アルコールなしでも十分に楽しめることがわかったと、病気をもちながらQOLを維持するコツをつかんでいるようである。A

さんは糖尿病になったことが、以前の不健全な生活習慣を改めるきっかけとなり、肥満だった体もしまってきて、駅の階段でも息切れがしなくなるなど、糖尿病と診断される前よりも健康的だと話している。家族との関係も、以前は忙しさを理由にほとんど団らんの時間も取っていなかったが、いまでは夕食をいっしょにとるようになり、家族のありがたさを感じるようになった。自分がいかに自己中心的だったかに病気になることで気づくことができ、仕事や家庭での人間関係もスムーズになってきたという。

この患者さんは、「変な言い方ですけれど、病気になって本当によかったと思っているんですよ」と言っていました。糖尿病という病気はもっているけれども、ホリスティック（全人的）に健康を見るというところからすると、病気と診断されたことで、より健康度が高まったというよい例です。

あまりお目にかかれませんが、こういうタイプの患者さんと話をすると私たち看護師も非常に励まされます。

事例で考えてみよう 2 コンプライアンスはよかったが、自分で考えることはしなかったBさん

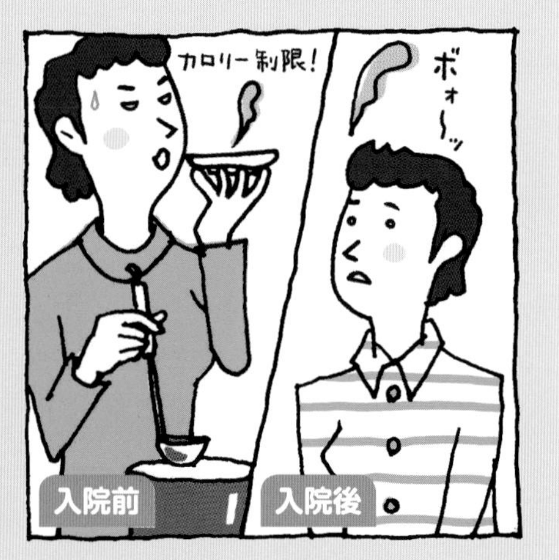

Bさんは52歳の女性である。体重が2カ月間で10kg減少し、口渇、全身倦怠感（ぜんしんけんたいかん）が出現したため受診し、糖尿病と診断された。血糖値が450mg/dLと高値であったことから、インスリン療法が必要と判断されたが、満床のため入院できず、外来で1,440kcalの食事療法とインスリン自己注射の指導を受け、帰宅した。自宅では指示された食事療法とインスリン自己注

射を実行し、２週間後に入院となった。入院時には血糖値も空腹時で 140mg/dL 程度まで下がっていた。Ｂさんは複雑な療養法を少ない指導で実行できたということで、入院時にはコンプライアンスのよい、問題のない患者と見なされていた。ところが入院してからは、勧めても講義に参加しないし、看護師が指導したこともすぐに忘れてしまい、ボーッとして過ごしている。

診断されてから入院までの２週間はインスリンの自己注射も食事療法もきちんとできていたのに、なぜ入院した途端に何もしなくなってしまったのか、というのが、この患者さんについての課題でした。そこで、本人の話をよく聴いてみたところ、糖尿病という疾患をよく理解していないこと、病気は医師が治してくれるものだと思い込んでいたことがわかってきました。

この人は、家族にも友人にも、誰一人糖尿病にかかっている人がいなかったのです。だから糖尿病がどんな病気か知らなかった。体重が２カ月間で 10kg 減少したときには、がんではないかと思ったそうです。ところが受診したら糖尿病と言われた。聞いたことはあるけれども、どういう病気かわからない。しかも「自分で注射を打て」と言われたわけです。長年患っている人でも、自己注射には抵抗感をもつ人が少なくありません。それをこの人はいきなり要求されたわけです。ほかにも「食事は 1,440kcal でコントロールしてください」と言われた。何がなんだかよくわからないけれども、ベッドがあいて入院できるまでは自分で管理していなければならないらしいと、ともかく言われたことを一生懸命実行していたということです。家族用の食事と自分用の食事を別々に作り、インスリンの自己注射も習ったとおりに打っていた。そして、病気は医師が治すものだと考えていたから、一日千秋の思いで入院できる日を待っていたというのです。本来は医師や看護師がやることを、ベッドがあいてないから仕方なく自分でやっていた、という認識だったのです。だから、「ベッドがあいたので入院できます」と連絡を受けたときは本当にうれしかったそうです。

そして入院後は、「医師が治してくれる。もう自分は何もしなくていいんだ」と思っていたのです。ところが、せっかく入院したのに、看護師が講義に誘ったりする。なんでだろう、といぶかっていたということです。

この人の場合、外来での指導が短時間であり、糖尿病は慢性病であり、セルフケアが必要で、自分でこの先もずっと管理していく病気だということは聞いていなかったのです。自分で本などを読んで調べることもしなかったそうで、とりあえず入院待ちの期間、自分で管理できれば、あとは医師が治してくれるから入院までは一生懸命やった。だから入院してきたときのデータは改善されているし､看護師たちもコンプライアンスのよい患者さんのように思っていた。けれども、病気は医師が治してくれるものだという意識でいたから、入院した途端、ほ～っとなってしまったのです。

話を聴いていくうちに、こちらも「ああ、だから、ああいうふうな行動になったのか」とわかってきて､「入院までの２週間、本当に大変でしたね」とねぎらいました。

この人は､いろいろ話していくうちに､「なるほど､わかりました」と納得し、講義にも参加するようになりました。そして最終的にはインスリンを離脱し、退院後も食事療法と運動療法をやっていけばよいということになりました。

事例で考えてみよう ３
看護師の指示に従わず、自己決定をしているＣさん

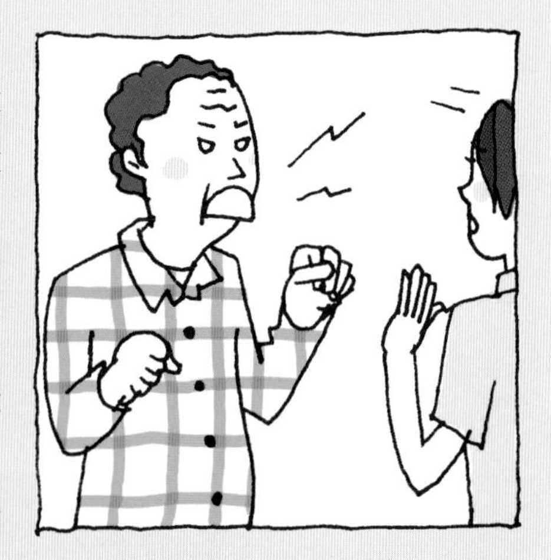

Ｃさんは透析歴 18 年の 52 歳の男性である。透析患者は水分・食塩・リン・カリウム制限などの食事療法をすることが求められる。週に３回の透析日までに体重が増え過ぎないように、とくに水分・食塩を過剰摂取しないように注意することが必要である。このところ、Ｃさんは２kg 以内の体重増加で来院している。話を聞くと、体重が増えないように食事を制限しているという。透析中に毎回血圧低下があり、生理食塩液を使用する頻度が増えてきた。そのため最近ではほとんど毎回ドライウエイトより

500g程度多い状態で透析を終了している。看護師は血圧低下が起こらないように、もう少し食事の量を増やすよう指導するが、Cさんは聞き入れない。透析中の血圧低下に対する生理食塩液の注入も拒否するようになってきた。

この患者さんの場合は、透析中、血圧がポーンと下がってくるので、時間を決めて血圧チェックをし、「血圧がこれだけ下がったら生理食塩液50cc注入」という指示が出ていました。ところが、血圧が下がったとき、若い看護師が生理食塩液を入れようとすると、がーっと怒り出すということでした。看護師長クラスの人が出ていくと、いちおうおさまるのだけれど、どうして反発するのだろう、ということで、本人に話を聴きました。

この患者さんは、透析歴が18年と長いです。「若いころは多少の無理がきいた。ちょっと水分をとり過ぎたなと思ったらサウナに行くなどすれば、調整はできていた。けれども、だんだんそういう無理がきかなくなってきた。体重が増えると苦しくなるので、あまり増やしてはいけないけれど、のどはうんと渇くから、水分はある程度とらないとつらい。だから体重は食べ物を減らすことでコントロールしている」ということでした。

透析の患者さんの場合、水分コントロールが並み大抵ではありません。「1日の水分摂取は300ccまで」といった具合で、「氷1個が何cc」というレベルで調節しなければなりません。朝昼晩の服薬のための水も当然摂取量に含まれます。この患者さんは、「氷ひとかけらを口に含んで渇きをいやしている者にとってみれば、一度に50ccもの水分が口渇がまったくいやされることなく入れられる、しかも看護師はそれを当たり前のように行うというのが、どうにも我慢ならない」と話していました。もちろん、血圧が下がってくれば何か処置をしなくてはいけないと自覚しています。だから看護師長などから「Cさん、血圧下がっているけど、気分はどう？ 生理食塩液を入れたほうがいいような気がするけど、どうかな？」と言われると、「うーん、ちょっと低いかな。じゃあ、お願いします」と、入れてもらっている。本人も十分わかっているのだけれど、若い看護師が「あ、血圧下がってますね。では、50cc入れます」などと言いながら、当たり前のように注入するのを見ていると、何か理不尽な思いがしてたまらない、なんでこんな状態に自分がなってしまったのか、という気持ちになるというのです。

また、この人なりに、いまの状態だったらどうすればよいかということを一生懸命考えているけれど、それが反映されない。たとえば、「ドライウエイトまで引いてもらって終わり、というようにしたいから、あまり生理食塩液は入れてほしくないな」とか考えていながら、その話し合いができないまま、一方的に入れられるということもあったようです。

18年も続けていれば、生半可な知識をもった若い看護師よりも自分の透析のことはよくわかっています。ですから文句が多くなる。看護師も、この患者さんとはだんだんかかわりたくなくなって、ますますぎくしゃくしてくる。そういう構図ができてしまっていたようです。

一朝一夕にはいきませんが、慢性疾患で経過が長い人の場合、話をよく聴いて、パートナーとして「どういたしましょうか」と投げ返していくことが大事ではないでしょうか。同じ行動、生理食塩液注入という行動をするのでも、こちらの言葉かけひとつでずいぶん患者さんの気持ちは違ってくると思います。

事例で考えてみよう 4
病気や障害のとらえ方にギャップが見られたDさん

Dさんはおもちゃ屋を経営している一人暮らしの60歳の男性である。1年前に呼吸苦が出現し、近医を受診したところ、糖尿病と慢性心不全の診断を受けた。医師に入院を強く勧められたが、どうしても店を休めないからと交渉した。そこで、店が病院の近くだったこともあり、入院をして3食は病院食を食べ、昼間は店に通い、仕事を続けることになった。3週間後、心不全が落ち着いたため、いったん退院した。その2週間後、Dさん

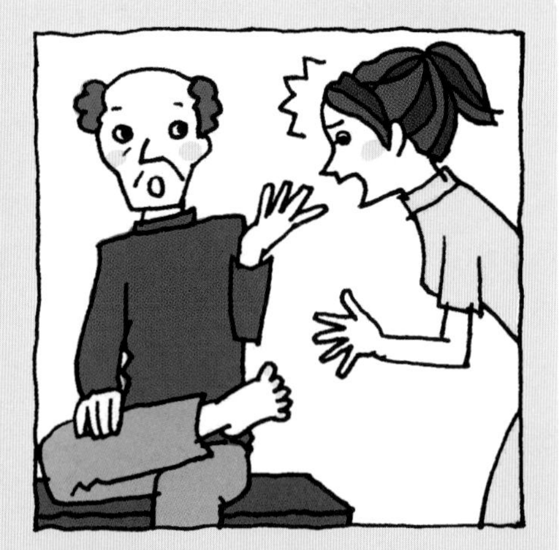

は左足の第５趾が壊疽になったと受診してきたが、すでに切断が必要なくらいに進行した状態で、その病院では対処できず専門病院に紹介された。

Ｄさんにとっては、呼吸苦は自分では対処できなかったので受診したが、血糖値は高くても気にならなかった。最初の受診より１年も前から、左足に魚の目ができ始め、ときどきはさみで削って治していた。切り過ぎて出血することもたびたびあったが、タオルを当てているとそのうち止血した。Ｄさんはこの、魚の目→削る→出血を繰り返していたが、魚の目に関しては医師に相談するほどではないと考えていた。入院しているころには、朝、スリッパを履き替えるとプンと異臭がするようになっていたが、痛くなかったのでとくに相談もせず、自分なりに対処していた。退院後、腫（は）れて少し痛くなってきて自分でも気にし始めたころ、知り合いの看護師がたまたま店に買い物に来た時に気づいて受診を勧めたので、外来受診をした。

これは67～68ページで説明した「病気や障害についての患者の主観的意味と医療者の客観的意味の違い」ということが非常によくわかる事例だと思います。

この人は、自分の店に通いながらですが、病院で生活していたので、食事とか服薬、点滴などによって苦しかった心臓はよくなってきた、血糖値も少しよくなってきた、ということで退院しました。けれど、入院先の病院では足は診ていなかったのです。糖尿病の場合、足は非常に重要なのですが、心不全での入院だったのでチェックしていなかった。本人も、魚の目と糖尿病との関係をまったく意識していなかったため、入院中、異臭がするようになっても相談しなかった。そして退院したわけですが、だんだん靴が履けなくなってきて、足にタオルを巻きつけてスリッパ履きで店に出ていたそうです。でも腐ってきていたのでプンと臭いがする。たまたま、入院していた病院の看護師が店に買い物にやって来て、「足どうしたの？　見せてちょうだい」と足を見、「あなた、これはすぐ受診しなきゃダメよ」ということになったのだそうです。

このＤさんという人は私が勤務していた糖尿病センターに入院してきたのですが、とにかくひどい状態、「うわぁ」って目を覆いたくなるような状態で、医師や看護師みんなから「なんでここまでほうっておいたの」と言われていました。けれども本人は痛みがないからケロッとしているのです。痛みがあれば、その痛みをとってもらうために受診しようという気にもなったでしょう。そして「魚の目なんか自分で対処するものだ」という思いもあったようです。「なんでこんなになるまでほうっておいたのかって責められるけど、私としては魚の目なんか特別なものではなく、自分で対処できることに対処していたにすぎない。痛かったらもうちょっと気にしていたけれど、痛くもなかったし」と言っていました。

たしかに、単なる魚の目であれば、わざわざ受診するという人は少ないと思います。でも、この人の場合は糖尿病なわけですから、足のケアは慎重でなければいけなかった。ここに患者さんと私たち医療者との意識のギャップが見られます。そしてこの人の場合は、「痛くない」という要素が大きい。「痛みがない」ということは、Dさんにとっては「ほうっておいてよい」という行動につながるということを医療者側が認識しておかなければいけないと思った事例でした。

このように、同じ状態であっても患者さんの主観的な意味とこちらの客観的

column

新しい薬の誕生やデバイスの進化

糖尿病医療の分野では、日進月歩で薬剤やデバイスが進化しています。昔と違い、現在は専門的な知識であってもインターネットで簡単に最新の情報を得ることができます。ただし、同時に不正確な情報も氾濫していますので、患者さんによってはSNSなどで得た情報で、医師や看護師の指導を聞いて疑心暗鬼になる人もいます。

看護師としては、最新の情報にアンテナを張っておくことが必要です。一方で、自分で得た不明確な情報について患者さんから聞かれたときには、あやふやな知識を提供することだけは避けなければいけません。「すみません。そのことに関しては、私もよく知らないので調べておきます」「医師にも確認しておきますね」と正直に話す勇気も、ときには必要でしょう。

薬剤やデバイスの進化は、患者さんにとっては「希望」です。踊らされることなく、正確な知識を共有できる「治療同盟」を結べることが目標です。

な意味にギャップがあることが意外に多いです。Dさんの場合は「なぜこんなになるまでほうっておいたの」という例ですが、逆に、「なぜこんな程度で受診してくるの」となるケースもあるわけです。

専門家のとらえる意味と、患者さんの思っている主観的な意味は違うのだということを、私たち医療者は肝に銘じておくべきだと思います。

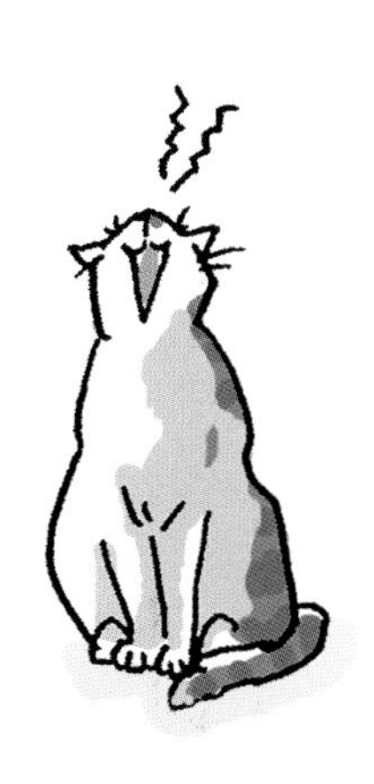

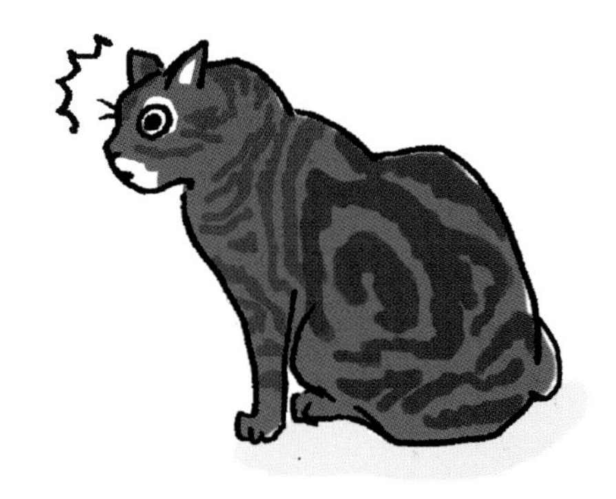

第3章

エンパワメントを引き出すアプローチ法

まずは自信をもたせること

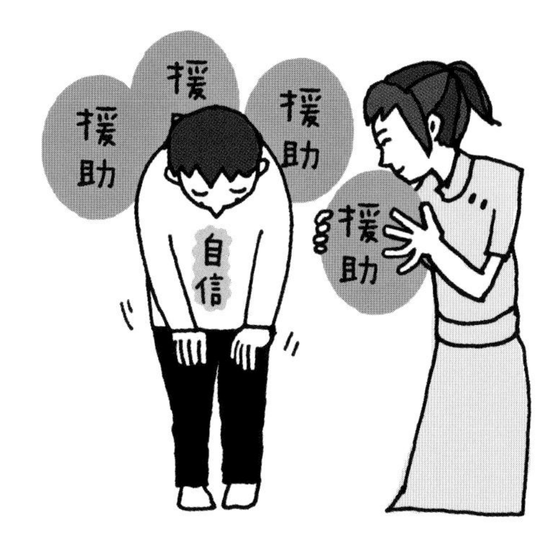

3-1 エンパワメント

潜在する力を引き出していく

エンパワメントとは

次に、方法論の話です。

まず、エンパワメント（empowerment）。エンパワメントという言葉は最近よく使われるので、意識しているといろいろなところで見かけるのではないかと思います。

パワー（power）というのは力です。これは従来は、権力とか政治力というような意味に用いられていましたが、いまは、自らの生活をコントロールする能力、自分のパワー、そういうものも含めた幅広い定義になっています。

そしてエンパワメントといった場合は、「その人が設定した目標が達成できるように、その人の能力を育成、発展、強化するために、第三者が機会や資源を提供すること」と定義されます。

エンパワメントそのものは、もともとはマイノリティとか少数民族、社会的弱者と見なされている集団が、「自分たちにも力はあるのだ」と自覚し仲間内で話し合ったり外部の人びとと交渉したりすることで、自立できるようになったり、自分たちの力を確認し合ってパワーアップしていくというようなときに使われた概念です（右ページのコラム参照）。このエンパワメントという考え方を糖尿病の患者教育にもち込んだのは、米国・ミシガン州の糖尿病センターで働いている臨床心理士のアンダーソン（B. Anderson）と看護師ファネル（M. Funnell）です。

エンパワメントの考え方を看護職に当てはめると、患者さんのパワーが十全に発揮されるように、環境を整えたり、必要な資源を提供したり、知識や技術

エンパワメントの過程（文献8より引用）

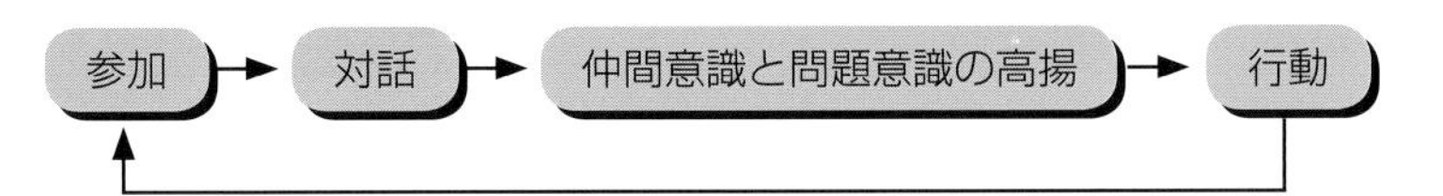

エンパワメントは、人びとが参加して対話して、仲間意識や問題意識を自分のなかで高め、行動に移すというプロセスをとる。個人すなわち患者に当てはめれば、医療者との対話のなかで自分の問題意識を高め、何をすればよいかということを自分で決めて行動するということになる。

column

エンパワメントの起源

エンパワメントという概念を最初に提唱したのは、ブラジルの教育学者のフレイレ（P. Freire）という人です。当時、ブラジルの女性は識字率が低く、フレイレは、そうした女性たちに読み書きを教えるために地方へ派遣されました。ところが赴任先で、当の女性たちは、「なぜ読み書きなんかを覚えなければいけないのか」という反応を示したのです。女性は読み書きができなくても、子どもを産み育てることはできる。むしろ読み書きができないほうが女性は幸せになれると信じている人が、女性のなかにも多かったのです。

フレイレは、読み書きを教えるという能力にはたけていたけれども、読み書きの必要性を感じず、学ぶ意欲もない人に教えることはすごく難しいと痛感しました。ですから、「自分には読み書きを身につける能力はあるし、また、読み書きできることによって世界が広がったりする」というように、対象者の意識を変えるところからスタートしないといけないと考えたのです。識字教育の前にまず、対象となる人びとに自らの力を自覚させる、これがエンパワメントだったわけです。

現在も、たとえばアフガニスタンの女性など、社会的に弱者でパワーレス状態に陥っている人びとがたくさんいます。日本でも、「女性だから」「障害者だから」ということで社会から認めてもらえず、あるいは自信がもてず、パワーレスになっていたりする人たちがいます。

差別され無力感に陥っている人たちが、「いや、自分にも力があるんだ」と自覚して行動する。それがうまくできるように働きかけるというのがエンパワメントのそもそもの概念です。

を提供したりするということになります。ここで大事なのは、あくまでも対象者である患者さん自身のパワーを十分に発揮できるようにするということです。ですから、目標は患者さん自身が設定し、私たちは患者さんがその目標をうまく達成できるための援助をしていくということになります。病気だということであきらめたり、「どうせ私なんか」と無力感に陥っている人に、「いや、あなたは力をもっていて、あなたがその力を発揮できるように、私は援助していきますよ」というアプローチをしていくわけです。

エンパワメントの条件（看護師の心構え）

エンパワメントというアプローチをしていくためには、私たち医療者側に以下のような心構えが必要です。

1 患者こそが日々の治療におけるコントローラーであり決断の中心であることを心得ておく

まず、患者さんこそが日々の治療におけるコントローラーであり決断者だということを私たち医療者側が了解するということが大事です。

2 教育的・心理的援助を提供し、患者が毎日行うセルフケアに対して、十分に情報を与えられたうえで選択できるようにしていく

ヘルスケアチームの第一の任務は、教育的・心理的援助を提供し、患者さん

エンパワメントの条件（看護師の心構え）

1. 患者こそが日々の治療におけるコントローラーであり決断の中心であることを心得ておく。
2. 教育的・心理的援助を提供し、患者が毎日行うセルフケアに対して、十分に情報を与えられたうえで選択できるようにしていく。
3. 成人は、意味を見いだし自由意思で選択した行動変容なら、実行しやすく維持しやすい傾向があることを心得ておく。
4. エンパワメント過程の必須条件は「信頼」であることに留意する。

が十分に情報を与えられたうえで決断できるようにすることです。これはインフォームド・チョイスということです。十分に情報を与えられたうえで、患者さんが自己決定できるようにするということです。

3 成人は、意味を見いだし自由意思で選択した行動変容なら、実行しやすく維持しやすい傾向があることを心得ておく

成人の場合、自分の意思で選択した行動であれば実行しやすく維持しやすいということを心得ておくこと。大人の場合は、自分でその行動の必要性や意味を自覚し、自らが「やろう」と思ったことは、わりと実行しやすいといわれて

column

大人の学び、子どもの学び

子どもは、形成（forming）という学び方をします。これは、空っぽの箱のなかに知識を入れていく、まだ何ものにも染まっていない真っさらな状態に働きかけるというイメージです。たとえば子どもは、「覚えなさい」「これを身につけなさい」と与えられた知識を習得するということにあまり抵抗感がありません。学校教育がそうです。

一方、大人の場合は、すでにさまざまな知識・経験を身につけており、自分の価値観をもっています。ですから、自分の価値観にそぐわない知識、意味を感じない知識は受容しにくいです。受容する場合も、新たな知識を全部受け入れるのではなく、それまでの知識につけ足したり一部を交換したりします。つまりまったく新しく知識が形成されるのではなく、もともとの知識が変容する（transforming）という学び方をします。

ひと口に「学ぶ」「学習する」といっても、大人と子どもとではこのような違いがあります。したがって、大人に対して、子どもに対するように「こうすべきだ」「こうしなさい」と説いていっても、抵抗感をもたれます。

大人相手の教育では、①相手を大人として扱うこと、②教育の責任は教える側・教えられる側双方にあること、③相手が「現在困っていること」を解決することが大事で、「教えたいこと」を教えるのではないこと、④相手の経験を活用していくこと、などに留意する必要があります。とくに④は、相手のプライドにかかわってきます。大人は、それまでの自分の経験を認めてもらいたいという欲求をもっており、自分の経験を聞いてももらえず、初学者扱いされるのをいやがります。ですから、相手のこれまでの経験に耳を傾け、その経験を援用していくような働きかけをすることが大事です。

います（前ページのコラム参照）。

4 エンパワメント過程の必須条件は「信頼」であることに留意する

「この人には力があって、やればできる。いまはやる気も見られないし、うそぶいたり文句を言ったりしているけれども、本来の力を発揮しさえすれば、セルフマネジメントできるのだ」と、こちらが相手を信頼することです。

エンパワメントのための方策

患者さん側に、「自分がセルフマネジメントの主体なのだ」という自覚をもってもらう。問題解決していくのは、医師とか看護師ではなくて、最終的には自分なのだという自覚と、その力を自分はもっているのだと思えるということが必要になってきます。

では、そのために私たち医療者はどうすればよいかということですが、具体

エンパワメントのための方策（文献9より改変）

1. 環境を調整する。
2. 患者が現実的な目標を設定できるよう援助する。
3. 患者の知識を増やす。
4. 患者の負わされた無力感に対する医療スタッフ全員の感受性を高める。
5. 患者が感情を言葉にできるよう援助する。

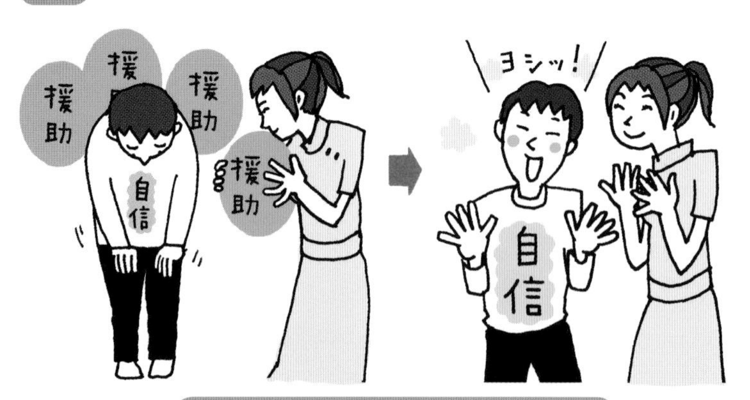

さまざまな援助で自信をもたせていく

的には次の5つの方策が提唱されています。

1 環境を調整する

その人が意見を言いやすい環境をつくる。たとえば、スタッフがバタバタと忙しそうにしていて、「とても人の話を聞いている余裕なんてない」というような環境で、「先生、ちょっといいですか、質問させてもらって」なんて、よほどの人でないと言い出せません。ですから、できるだけ落ち着いた環境を提供すること。そして私たち医療者側は「いつでも、なんでも話してくださいね。どんな些細(ささい)なことでも聞く耳をもっていますよ」と、聴く姿勢があることを示していくことです。

この、「聞いても大丈夫」という環境をつくることはとても大事です。環境調整については後述しますが（93ページ）、思ったことを自由に口にできる、ちょっとした困りごとも気軽に聞けるという雰囲気や仕組みがあれば、患者さんはどんどん話してくれるようになります。この雰囲気は第1章で説明したPLCが参考になります。

2 患者が現実的な目標を設定できるよう援助する

患者さんが、「自分の状況を考えると、このくらいの目標だったらなんとか達成できるな」と思っているときに、「そんなのではダメです。ここまでがんばりましょうよ」と、無理に高い目標を提示しても、まず達成できません。患者さんの現在の状態で達成可能な、現実的な目標を設定する援助をしなければいけません。無力感に陥っている人は「自分には無理だ、できそうにない」と自信を失っていますから、小さくとも無理のない目標を立て、それを達成させることで自信をもたせていくようにします。

逆に、すでにエンパワメントされて自信をもっている人、やる気になっている人というのは、高過ぎる目標を立てやすいです。目標は達成しなければ意味がなく、目標があまりに高いと、達成できず挫折(ざせつ)してしまう危険性があります。ですから、患者さんが高い目標を立てるのを、「すばらしいですね」とほめているだけではダメです。現状に見合った目標を立てられるよう、援助していかなくてはいけません。

3 患者の知識を増やす

何か行動を起こすときには知識が必要です。そうした知識を増やすための援助を行っていかなくてはなりません。ですから、適切な知識を提供できるよう、私たちも常に新しい知識や情報を仕入れておく必要があります。

4 患者の負わされた無力感に対する医療スタッフ全員の感受性を高める

これは少しわかりにくいかもしれませんが、要するに、糖尿病だ、慢性病だということで、人は非常に無力感に陥りやすいということを、私たち医療者が心得ておかなくてはいけないということです。いくら「コントロールすれば大

column

自分が変われば相手も変わる

透析の病院のスタッフから、こんな相談を受けたことがあります。

ある患者さんが「自分のは終了時間の５分前に終了してくれ」と毎回言うので、すごく困っている。４時に終了であれば、「3時55分になったら俺は終わらせてくれ。5分前になったら絶対言うんだぞ」と。なぜそういうことを要求するのだろう。仕事上、人に命令ばかりしてきたそうなので、透析になって定期的に器械につながれる不自由さにとまどい、複雑な思いを抱いているのではないか。透析という、いまの状態の受け入れができていない、でも強がっている。自分に注意を向けてほしい、自分のことをいちばんに考えてほしいといったことがあるのではないか。

こんな話をいろいろしたあとに、「ところで、５分前に終了してあげることは不可能ですか？」と聞いてみました。透析効率を考えても、５分くらいならよいのではないか。また、「4時が終了時間だ」といっても、実際には「全員いっせいに終了」というわけにはいかないのだから、終了作業ではその人を１番にしてあげてもよいのではないかと提案してみました。

後日、その看護師さんからハガキが届き、「これまで、全員に同じように対処しなければいけないと思っていたけれど、言われてみると、たしかにその人を１番にしてあげても問題はない。そこで、終了５分前に、『いつもこの時間にそろそろ終わりにしたいと言われますが、どういたしましょうか』と自分のほうから切り出してみたところ、『そうだなあ。言おうと思っていたところだった』という反応が返ってきた。そしてそのうち患者さんが、つらい思いとか、いろいろと気持ちを話してくれるようになった。患者さんの気持ちがわかってくると、こちらもすごく気持ちが楽になってきた」ということが書かれていました。

自分が変わると相手が変わる。そして相手が変われば、こちらの気持ちもずいぶん楽になります。どんな言動をしていても、「病気というだけでいろいろなダメージ、無力感を抱えているんだ」といった感受性をスタッフみんながもち、対応に工夫していくことで、患者さん側の反応もずいぶん違ってくるのではないでしょうか。

事には至らない」と言われても、病気になってしまったという事実によって、無力感に陥るのは避けられないといわれます。そして、何か希望がないと、この無力感はなかなか克服できないともいわれています。

注意したいのは、無力感を感じている人が「私は無力感を感じています」という顔をしているかというと、そうではないということです。「自分は一生この病気とつきあっていくのか。うんざりだな」と思っていても、表面上は冷静を装っていたり､あるいは攻撃的な反応を示す人はたくさんいます。ですから、その人が自分の病気に対してどういう反応を示したとしても、その裏では、つらい思いやいやな気分を抱いていたり、「この先どうしよう」と悲観していたりする可能性は十分にあります。そういうことを見分ける目、感受性をもつ必要があるということです。わざと攻撃的になったりする患者さんは結構多いです。そのとき、「なんでこういう行動をとるのかなあ」とおもんぱかれるかどうか、ということです。

5 患者が感情を言葉にできるよう援助する

感情を言葉にする、表出するというのは意外に難しいです。けれども、そうしてもらうことで、こちらの理解も深まり、次の行動につながることがあります。ですから、傾聴を心がけるなど、患者さんが話をしやすくなるよう工夫することが大事です。

とくに大事な「言える環境」「聴く姿勢」

前述の環境調整については、「バカなことを言っても否定されない環境づくり」と「患者さんの話を真剣に傾聴してくれる医療者の存在」ということがポイントになります。

私たち看護師は、バカなことをいう患者さんを「何、言ってるの」と、否定しがちではありませんか？ そうではなく、バカなことを言っても否定せずにちゃんと聞く。そういう姿勢が大事です。

「こんなこと聞いていいかどうか……」。最初のうちは必ずこういう前置きが出てきます。「なんでも聞いてくださいね」と促しても、なかなか聞けるものではなく、たいてい、「こんなバカなこと聞いて、どうかとも思うんですけど」などと前置きし、こちらの反応をうかがったりするのです。ですから、患者さんがそんなふうに切り出してきたら、「いやいや、どんなことでも一つひとつ言っていただくほうが、私どもも話がしやすいのでうれしいです」と返し、話しやすくする。そういうことが続けば、患者さんも変わってきます。

それから、医師には聞けないけれど看護師には聞ける、ということがあります。看護師のほうが聞きやすいのでしょう。ですから、私たちはそれを医師に伝える。「さっきの患者さんはこのへんのことを心配されているのですが、どうでしょうか」と伝え、医師の耳に入ったということを患者さんに返す。こうすることですごく気持ちが楽になる患者さんもいます。

ちょっとしたことでも相談できる話しやすい環境が整ってくると、お年を召した患者さんなどは、聞きたいことをあらかじめメモしてくるようになります。「きちんと上手に伝えなければ」と思うのでしょう。血糖自己測定値などをきちんと記録され、「こういうときはどうしたらいいのでしょうか」と質問してきたり、オーダーしたい薬を紙に書き出して「これとこれが足りないんですけど」と言ってきたり、短時間に要領よく、聞き忘れがないように、準備をして

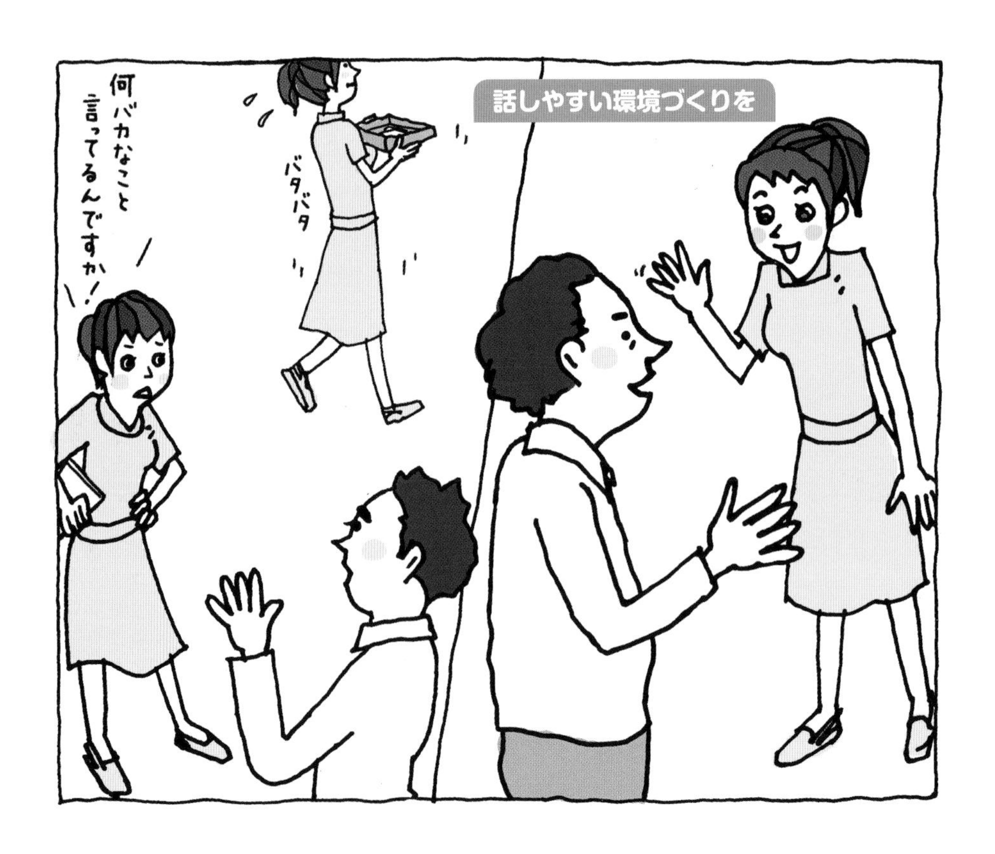

くるようにだんだんなってきます。そして私たちは患者さんのそういう前向きな行動を援助していくことが大切です。

ピアエンパワメントという方法

慢性疾患である糖尿病患者さんへのエンパワメントを考えるとき、「仲間といっしょに元気になること、力を引き出し合うこと」（ピアエンパワメント）という視点もとても重要です。一人ではできないけれど、同病者仲間といっしょなら病気と向き合って対処していくことができそうな気持ちになりやすいからです。患者会の存在はそうした意味でもとても重要です。29ページで紹介した「慢性疾患セルフマネジメントプログラム」の効果も、ピアエンパワメントにつながっているのではないかと考えます。

ピアエンパワメントの方法として安梅は次の9点をあげています[10)]。

column

'I' メッセージのタイミング

自分の要求や要望を伝える方法には 'You' メッセージと 'I' メッセージがあります。血糖コントロールが悪い患者さんには、つい「このままだったら、合併症が出て大変なことになるから、しっかり血糖をコントロールしてくださいね」と言ってしまいがちですが、これは「**あなたは**血糖をコントロールしなさい」という 'You' メッセージになります。一方、「このままだったら、合併症が出て大変な事態になることが心配です。しっかり血糖をコントロールしてくれると私もうれしいです」は、「**私は**あなたが血糖をコントロールしてくれると安心だしうれしい」という 'I' メッセージです。

'You' メッセージは命令されているように聞こえます。人は命令されて動くのはきらいです。'I' メッセージは責められていませんし、医療者の温かい感情が伝わってきますし、患者さんの選択権も残っています。基本的には、医療者は忙しいとつい 'You' メッセージを使ってしまいがちです。しかし意識して 'I' メッセージに変えていくことで、患者さんとの関係性が好転します。ただしたとえ 'I' メッセージであっても、患者さんの話を聞かずに最初から医療者が 'I' メッセージを伝えすぎると、医療者の価値観の押しつけになることがあります。患者さんの話をよく聴いたうえで、効果的なタイミングで 'I' メッセージを伝えるようにしましょう。

①相手を大切な仲間として扱う
②明確な目標を共有する
③すぐさまフィードバックする
④成果に対してすぐ報いる
⑤意思決定に参加する
⑥意見を求める
⑦自律性をもつ
⑧結果に責任をもつ
⑨大目に見る

同じ状況のなかで病気と向き合ってがんばっている仲間の存在は勇気を与えてくれるものです。そして病気をもって生きてきた経験者だからこその成功体験や失敗体験も豊富に聞け、そのなかから自分にできそうな方法を見いだすことも可能ではないかと思います。仲間同士の励まし、アドバイスによって前向きに取り組む気持ちが高まるのではないでしょうか。また、自律性をもって結果に責任をもつとともに、自分のことも含めて何事も大目に見るおおらかさもエンパワメントのためには重要な要素です。

column

ときには援助者自身もエンパワメントを

援助をする看護師自身が、看護に行き詰まったり、バーンアウトしてしまうことがあります。患者さんをエンパワメントするだけでなく、看護師も自らをエンパワーする方法（セルフエンパワメント）を身につけておく必要があります。

セルフエンパワメントとは、「自らの力を自らが引き出す」「自分自身の力をつける」「対処能力をつける」ことを意味し、それが他者や地域とのかかわりに発展します。

「人間にはもともと力がある」。この原則を信じるところからセルフエンパワメントは始まります。そして次の３つのポイントがあります。

①将来何が起こるか予測（predictive）できること
②それに対応できる能力がある（to enable）と感じること
③その対応が意味のある（meaningful）ことだと信じること

「見通しを立てることができる」ということは、不安を減らす重要なポイントです。過去の経験や専門的知識から将来何が起こるかの予測がつくと、落ち着いて対処することが可能になります。２つめのポイントは、自分にその事態に対処できる能力があると感じられるかどうかです。専門的知識・技術、過去の成功体験、周りにモデルとなる人がいることなどから「なんとか対処できそうだ」と感じることは、自分の力を信じる根拠にもなります。そして、その状況に自分が対処することは意味のある行動だと信じることが３つめのポイントです。意味のあることをしているという自覚があれば、難しい事態にも対処しようという意欲がわいてくるものです。

セルフエンパワメントの具体的な方法として安梅は次の10点を提唱しています[10)]。

①日々の生活のなかでバランスを取る努力をする
②他者との関係で共感と寛大な心をもつ努力をする
③親しい友人のネットワークを発展させ育む
④心に栄養を与え身体を動かす
⑤記録に残す
⑥自分の人生に対して責任を負う
⑦耐えることを学び、そして他者が耐えることを支援する
⑧「やりたいことをするための時間はいつでも十分にある」と考える
⑨自分自身を信頼する
⑩言いわけしない

セルフエンパワメントのためには、「努力していること、気をつけていること」「いま取り組んでいること」あるいは「看護専門職として、患者さんをエンパワメントするとは、どうすることなのか」などについて、みんなで話し合うといったワークが有用です。

3-2 10分間のロールプレイ

傾聴でエンパワメントを促す

傾聴できているかをロールプレイで振り返る

患者さんをエンパワメントしていくには、まず話をよく聴く、傾聴するということが大事です。傾聴については、耳にタコができるくらい聞いていて、日ごろから心がけているかもしれませんが、本当に傾聴できているか、いま一度振り返ってみてください。

私はセミナーを行うとき、自分の聴き方を振り返ってもらうため、参加者にロールプレイをしてもらうことがよくあります。やり方は次のとおりです（106～107ページを参照）。

３～４人一組になり、１人は患者役、１人は看護師役、残りの人は観察者となります。

ロールプレイには、シナリオをもとに行うものとシナリオなしで「なりきる」やり方がありますが、ここでは「なりきり型」をご紹介します。患者役の人は患者像を自由に想定して演じます。実際にかかわってきた、あるいは現在かかわっている患者さんのなかで、すごくやりにくい人、難しい人を想定してみるとよいかもしれません。

患者役の人は、プレイを始める前に、看護師役と観察者に患者像を簡単に説明してください。たとえば「50歳の男性で、外来に通っているけれども、ここ半年は仕事が忙しくなっていて休みがちである。以前よりアルコールが増えていて、データが悪くなってきている」とか。そしてプレイは患者役の「そんなこと言ったって忙しいし、つきあいもあって、思うようにはいかないのですよ」といった不平不満から始めればよいと思います。

看護師役の人は聞き役に徹すること。アドバイスするのはかまいませんが、指導は慎む。できるだけ患者さんの話をさえぎらず、聴くということに徹し、話を引き出すようにしてください。

10分経ったら患者役、看護師役、観察者で感想を話し合ってください。

10分は結構"濃い"

実際にやってみるとわかるのですが、10分は意外に長いです。日常の勤務時間のなかでの10分は短いような気がしますけれど、10分間、腰を据えて話を聴くというのは結構大変です。また、患者さんの話を聴くといっても、話をさえぎらないで聴くということは私たちは普段、あまりしていないし、なかなかできません。忙しいなかで10分を割く、しかも傾聴するというのは結構難

column

傾聴のタイミングとスタッフの信頼関係

傾聴するタイミングというのがあります。患者さんがじっくり話したがっているような素振りをし、「あ、いま話を聴いたほうがいいな」というときがあります。ですから、そういうときに患者さんのそばに座ってちゃんと聴く状態をつくるということが大事です。けれども、そのためにはスタッフの協力、信頼関係も必要です。いっしょに勤務しているほかのスタッフが、「何さぼってたの」という見方をするのであれば、時間を割いて患者さんのそばにいるということは難しくなります。

「必要だと判断したら、患者さんのそばにとどまって話をじっくり聴くということもある」という了解がスタッフ間であるかないかでずいぶん違います。

たとえば、「スタッフの○○さんが、患者さんのところで話し込んでいる。あの人はきちんと仕事をする人だし、不必要に患者さんのところに長居する人でもない。きっと必要があって長話をしているのだろう」と思えば腹も立たないし、むしろ「では、この仕事は私がかたづけておこう」ということにもなります。そしてそのスタッフが戻ってきて「あの患者さんは、これこれ、こういうことで悩んでいた」といった報告があると、「まあ、そうだったの」と、話を聴いてきたということの評価もできます。

日ごろからスタッフ間でこういう了解や信頼関係を築いておくことが、傾聴はもとより、さまざまな場面で重要になってくると思います。

儀なことなのです。

ちなみにエンパワメント患者教育の提唱者であるファネルさんが来日したとき、この「10分間話を聴く」というワークを行っていましたが、その後お会いしたときには「たとえ5分であっても、本当に聴くことができれば効果がある」と言っていました。ですから、短時間であっても「話を聴こう」という姿勢が大事なのです。

ある施設の看護師さんたちは、1人の患者さんにつき20分ぐらいを目安に話をするよう取り組んでいました。「一度に20分の時間を割く」というのはなかなか難しいので、5分とか10分という細切れで、トータルとして20分くらい話を聴くというやり方でした。はじめの5分とか10分は、患者さんの話をさえぎらないでじっくり聴く。10分くらい聴くと、その人がどんなことに困っているかがだいたいわかります。そのあと対策を考えて、次の5分とか10分の話のなかでポイント指導したり、いっしょに考えたりする。そのようにしていました。

傾聴のポイント：ロールプレイ後の感想より

傾聴のロールプレイでは、①自分の聴き方を振り返り、気づきができること、②エンパワメントを促す場合は、相手の気持ちの表出を目指すこと、がポイントとなります。

以下は、これまでのロールプレイを行ったセミナーで出された感想のごく一部です。

ロールプレイ後の感想 
「回答」ではなく理解・共感を示す言葉かけを

感想

患者役になって不安や疑問をたくさん訴えました。けれども、それに対しての回答が返ってこないと、不安が増すような感じがしました。患者さんは、きちんとした回答や正解がほしいわけではなく、自分の不安に対して、「大丈夫ですよ」といった言葉を待っているのではないかと思いました。でも、そういう言葉が返ってこないと、よけい不安が募るのではないでしょうか。看護師側にしてみれば、いい加減なことは言えないし、やはり「先生に確認して、それから返答しますね」といった回答になってしまうと思いますが、すぐその場で不安を解消してあげられないというジレンマみたいなものを感じました。

ひとこと「大丈夫ですよ」と言ってほしいというのは、患者さんの心理を突いているのではないかと思います。

いい加減なことは言えないとしても、何かしらかけられる言葉はあるのではないでしょうか。たとえば、患者さんの気持ちを受け止め、受け止めているということを言葉にして伝える。患者さんがとても不安そうにしているとき、「不安に思っておられるのですね」と言葉にして伝えると、「私の不安な気持ちを、この看護師さんはわかってくれた」と、心強く感じるということがあると思います。言葉がうまく出てこないときは、手を差し伸べたりするだけでも、ずいぶん気持ちが楽になるといわれています。

ですから、解決策を言わねばならないということではなく、患者さんの気持ちを受け止めたことを言葉や態度で伝えてみることが大事だという気がします。患者さんの不安や疑問に正確に「答える」ことではなく、逃げないで向き合ってきちんと「応える」看護師の姿勢が大切なのです。

ロールプレイ後の感想 2
「批判を交えずに聴く」という努力をしてみる

感想

患者役の人がいろいろ話してくれて、自分はそれを聴こうと思うのだけれども、頭のなかでは「どう対応しよう」と考えているところがあって、ちゃんと聴けていないな、というのをロールプレイをしながら感じました。

これはすごくよい指摘だと思います。患者さんがいろいろ話すのを聴きながら、でも頭のなかでは、「では、私はどうしてあげたらいいだろう」と考えている。これは自然なことなのですけれど、傾聴ということからすれば聴くことに専心できていないのではないかということです。

傾聴するというのは、すごく難しい作業です。カウンセリングの演習をするとよくわかるし、本にも書いてあると思いますけれども、「聴くことに集中する」ということは、聴いているそのときには、「次に何をしよう」などとは考えていない。そういうことを考えているならば、心はそこにないわけだから「聴いていない」ということです。たとえば、話が長引くと、「○時に、オペ出しがあるな」とか、「○○さんのところに行かなければならない時間だな」などという思いが、ムクムクとわいてくる。そうするとますます聴けなくなります。表面的には聴いているけれど、それはやはり聴いていることにはならない。

けれども、「聴こうと思いながらも、次の対応を考えている自分がいる」という気づきができたことが大事で、この気づきをふまえて、少しでも傾聴できるように工夫していくことです。たとえば、話を聴くときには十分な時間と静かな部屋を確保するなど、落ち着いて聴ける環境を整える。患者さんの言葉を、批判を交えないで受け止めるようにする。批判的なことが頭に浮かぶことがあっても、それは自然なことです。けれども、少なくとも言葉に出さないこと。

「自分は傾聴できていない」と悲観せず、いろいろ工夫して、少しでも聴く技術を磨いていくことが大切だと思います。

ロールプレイ後の感想 3 教育する前に患者の気持ちを聴く

感想

看護師役をしました。「聴く」という態勢はあったのですけれども、急を要する身体トラブルがあって、「まずそれを治さなくてはいけない」というところに注目してしまい、最後まで指導になってしまいました。観察者から「もっとよく患者さんの話を聴かなければいけなかったし、患者さんの背景などが全然わからないままに終わってしまった」と指摘されました。また、話しかけるときの口調について、「そういうたたみかけるような話し方だと、患者さんは、『はい』『はい』としか返事ができないのではないか」というような指摘もありました。

たしかに、患者さんの背景なども聞き出さなくてはいけないのだけれど、自分たちがアセスメントをして、「こういう身体トラブルがあるから治さなくてはいけない」と思うと、どうしても看護師はそれに突っ込んでいってしまいがちになる、気をつけなくてはいけないね、といった話し合いをしました。

専門家として気になることがあって、「これを先に解決しなければ」と思うと、どうしてもそれに注目してしまうし、指導したくなってしまいます。けれども患者さんの気持ちがそこにないときは、たとえば「患者さんはこの身体トラブルをどう思っておられるのか」とか、「なぜ対処しようとしないのだろう」とか、そのあたりのことをまず聞いていくべきでしょう。

それから、たしかに早口だとか、たたみかける感じの口調では、患者さんは話しにくくなってしまいます。話し方には人それぞれのクセがあります。私もじつはかなり早口で、とくに熱が入ってくるといつの間にか早口になっています。ですから普段から、ちょっとゆっくりめの落ち着いた口調で話をするということを心がけています。

ロールプレイ後の感想 4 態度や視線も大事な要素

感想

不安でいっぱいの人やベッドに臥せっている人に対しては、話しながらボディタッチしたり、さすったりしてあげると、気持ちが楽になるというか、同じ痛みでも軽くなるのではないかと感じました。

話を聴くといったとき、言い回しとか話の流れとか、言葉のことばかり意識しますが、実際には、体に触れることだとか、態度も大事です。同じ話を聴くにしても、ふんぞり返るのではなくて、ちょっと前傾姿勢をとったほうが、話している側としては「聴いてもらえている」と思えます。

それから、私たちは「うなずく」ということもよくします。自分が何か話したとき、「うん、そうそう」という表情をされたり、うなずかれたりすると、「話を聴いてもらえているな」という気持ちになります。逆に、話しているときに、「ふう～ん」と気のない相づちを打たれたり、無反応だったりすると、自分の話を否定されているような気分になります。

ロールプレイ後の感想 5 気持ちの表出がエンパワメントにつながっていく

感想

患者役をしていて、はじめは思うままに不平や不満を話していたのですが、じっくり聴いてもらっているうちにだんだん気持ちが変化し、「こういう状態になったらがんばれるだろうにな」とか「こうやればなんとかなるかもしれないな」という思いがわいてきました。ですから、私たち看護師が傾聴することで、「いいよ、わかったよ。がんばってみるよ」と、ご自分から言い出す患者さんも、なかにはいるのではないだろうかと話し合いました。

話をしていくうちに、患者さん自身が何をしたらよいかという解決策を見つけたり、「こうは言ったものの、こうしたほうがよいのではないかと思う」と自分で話し始める人もいるかもしれないということで、私も同感です。エンパワメントは、具体的な方策をこちらが提示して相手にやらせるということではなく、まず気持ちを話してもらい、できそうなことを自分で見つけてもらうアプローチであり、傾聴はそのための非常に有効な手法だといわれています。

ロールプレイは、実際にやってみなければその感触はつかめません。職場の仲間などとぜひ一度試してみてください。

column

自分のクセを知る

自分のクセというのは、なかなかわかりません。自分はよかれと思っていても、相手に不快な印象を与える口調とか話し方とか態度などがたぶんあると思います。ない人はもちろんそれでよいのですが、昨日より今日、今日より明日と、少しでもよくなっていこうとするなら、人に評価してもらうとか、録音して聞いてみるなどの工夫をすべきだと思います。

私も教鞭（きょうべん）をとるようになった当初、講義や実習時の個人カンファレンスを、学生に了解を得てテープに録音していました。聞いてみると、自分のクセがよく見えてきます。「えー」とか「あー」とかがやたら多かったり、語尾に「～ね」とつけていたり。しゃべっているときはわからないですが、テープにとって聞くと、「ああ、この話し方は気になるなあ」と、いろいろ課題が見えてきます。

ロールプレイをやってみよう

1 ３～４人一組になり、１人は看護師役、１人は患者役、残りの人は観察者となる。

2 看護師役の人は、傾聴にふさわしいと思われる位置関係（座席の位置など）をつくる。

3 患者役の人は自分の演じる患者像の概要を説明する。
例：50歳の男性。外来に通っているが、ここ半年は仕事が忙しく休みがち。今日は３カ月ぶりに来院した。血糖値やコレステロール値が悪くなってきている。

4 プレイは10分間行い、時間になったら観察者がストップをかける。

5 プレイ後、全員で話し合う。

看護師役の注意点

・相手の話をさえぎらず、聞き役に徹する
・アドバイスはかまわないが、指導は慎む
・相手が感情を表出できるよう努める

ロールプレイ後の話し合いのポイント

以下のような項目を提示し合い、「患者が話しやすくなる、感情を表出しやすくなるためには、どんなことに注意すべきか」を話し合う。

●患者役の検討項目

①プレイ中、どんな印象をもったか。

②どのようなとき、話しやすく感じたか、話しにくく感じたか。

③看護師役の人は、自分の話を理解しようとしてくれていたか、いなかったか。また、どうしてそう思うのか。

④話したかったことを全部話せたか、話し足りなかったか。

⑤その他

●看護師役の検討項目

①プレイ中、どんなことに気をつけて聴いていたか。

②自分の傾聴や共感の姿勢は相手に伝わっていたと思うか。なぜそう思うか。

③相手の話を十分に理解できていたと思うか。それはどうしてか。

④その他

●観察者の検討項目

①２人の会話を聞いていて、どんな感想をもったか。

②看護師役の聴き方はどうだったか。うまく話を聞き出せていたか。それはどんな要素（言葉づかい、態度など）が功を奏していたと思うか。逆に、どんなことが原因で話を聞き出せていなかったか。

③患者役の人が話しやすそうだったのはどんなときか。それはどんな要素によると思うか。

④その他

傾聴のヒント集

傾聴、あるいはよりよいコミュニケーションのヒントをいくつかご紹介します。

非言語的要素に配慮する

傾聴には話し手が話しやすくなる雰囲気づくりが大切であり、非言語的な要素にも大きく左右される。ロールプレイでいろいろ試し、話し手の反応を見てみよう。

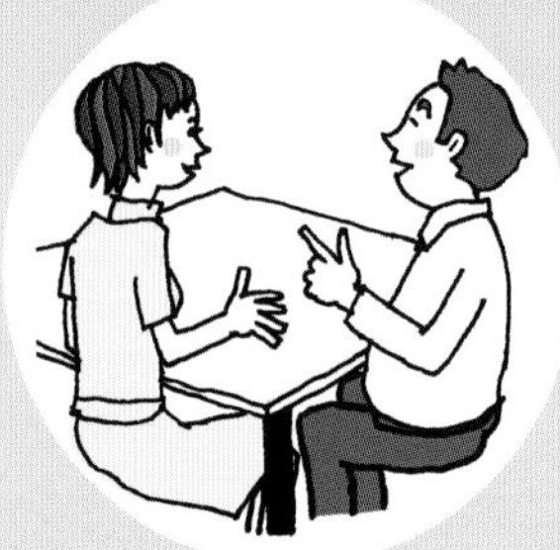

患者との位置関係
対面する、斜めに位置する、同方向を向く、テーブルをはさむ、など

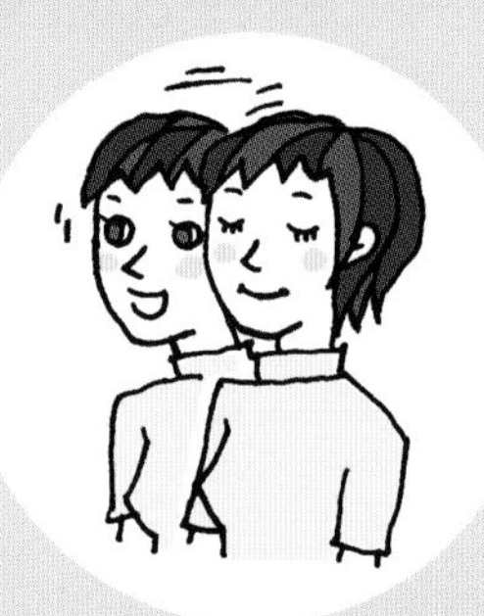

目線
視線を合わせずに聴く、ときどきアイコンタクトしながら聴く、患者の目をじっと見て聴く、など

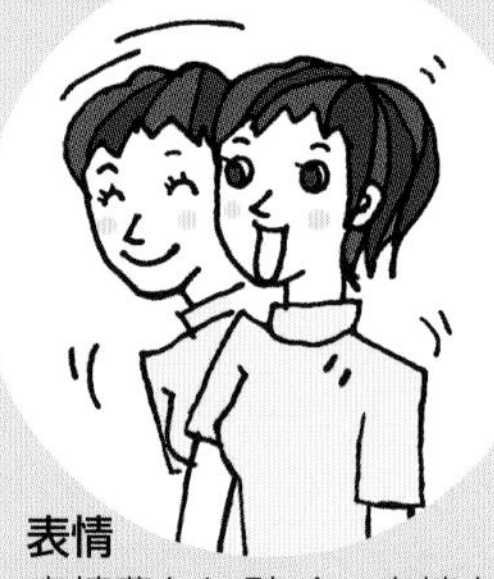

表情
表情豊かに聴く、表情を変えずに冷静に聴く、話し手と目が合ったとき微笑む、など

姿勢
前かがみ、うつむき加減、胸をそり返す、など

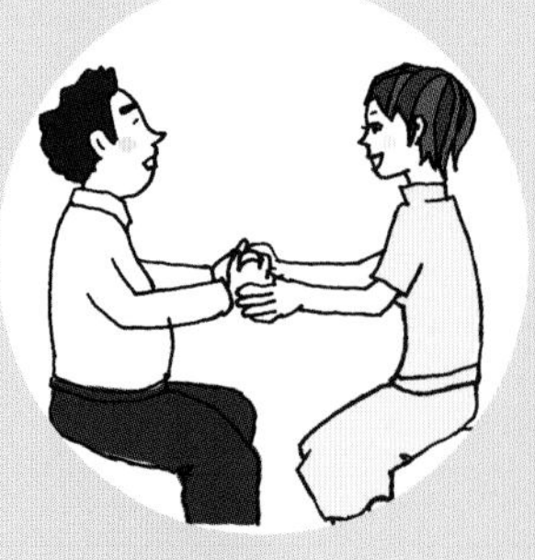

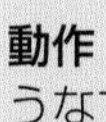

動作
うなずきの有無や頻度、テーブルの上で手を組む、ひざに手を置いて聴く、足を組む・組まない、患者の手をとったり肩に手を置いたりとときおりボディタッチをする、など

感情の表出を支援していく

患者の気持ちを受け止めるだけでなく、受け止めたということを伝えていくことが大事である。その方法として、以下があげられる。

①患者の言葉を繰り返す
（注：繰り返し＝オウム返しではない）

タバコが吸いたくてたまらないんですよ
タバコの味が忘れられない。吸いたくてたまらなくなるときがあるのですね？

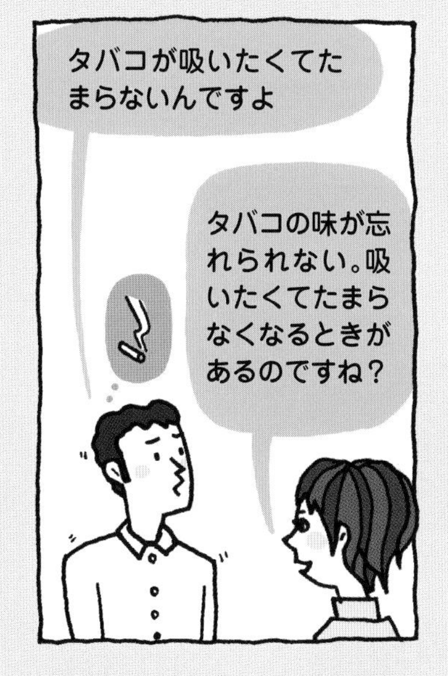

②患者が自分の感情を十分に理解できていない場合は、言い換えをするなどして明確化を促す

私が食事制限しているっていうのに、主人や子どもは平気でお菓子なんかを買い込んでくるんですよね
制限されているものを目の前でちらつかされるとつらいですよね。また、そういう気づかいのないご家族にもお腹立ちなのですね？

③共感を示す

仕事が不規則なので、一定の運動時間を確保するのは大変なんですよ
そうですよね。いつもいつも規則正しく行動していくって、そう簡単ではありませんよね

④理解を示すと同時に知的解釈を加える

タバコの味が忘れられなくてね。禁煙はしんどいですわ
タバコには中毒性があるといわれていますものね。ある程度の期間、喫煙を続けてきた人にとって、その味を忘れるのは本当に大変なことだと思いますよ

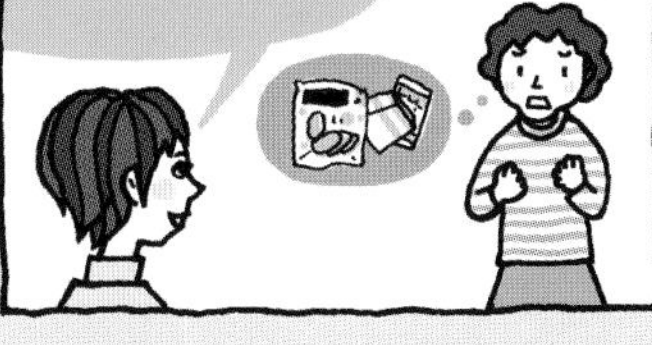

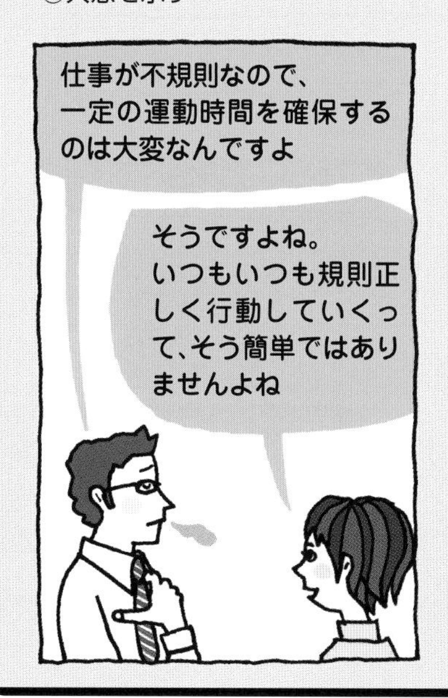

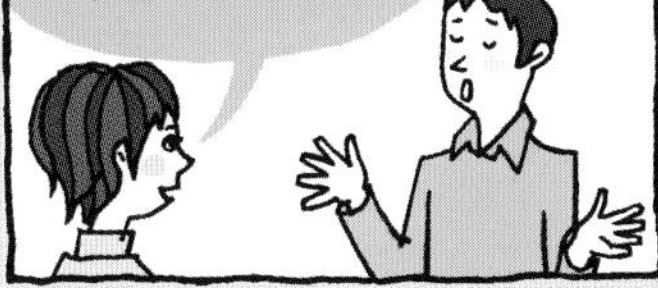

質問の仕方を工夫する

質問の仕方にもいろいろある。患者の性格やそのときどきの状況、様子に応じて使い分け、適切な質問をしていくようにしたい。

①閉ざされた質問（クローズド・クエスチョン；closed questions）
「はい･いいえ」など、単純に返答できる質問の仕方。患者への心理的負担が少ない。

②開かれた質問（オープンエンド・クエスチョン；open-ended questions）
「いつ、どこで、何を、どのように、なぜ」といった問いかけ方で、返答は単純ではない。

クローズド・クエスチョン
アクションプランは実行しましたか？
オープンエンド・クエスチョン
順調に体重が減ってきているようですが、どんなことに注意されていますか？

このごろあまり体重が減らなくなったんですが…
相手の言葉を受け、クローズド・クエスチョンで返していく
そうですか。アクションプランはこれまでどおり続けていらっしゃいますか？
相手の言葉を受け、オープンエンド・クエスチョンで返していく
そうですか。なぜ体重が減らなくなったとお考えですか？

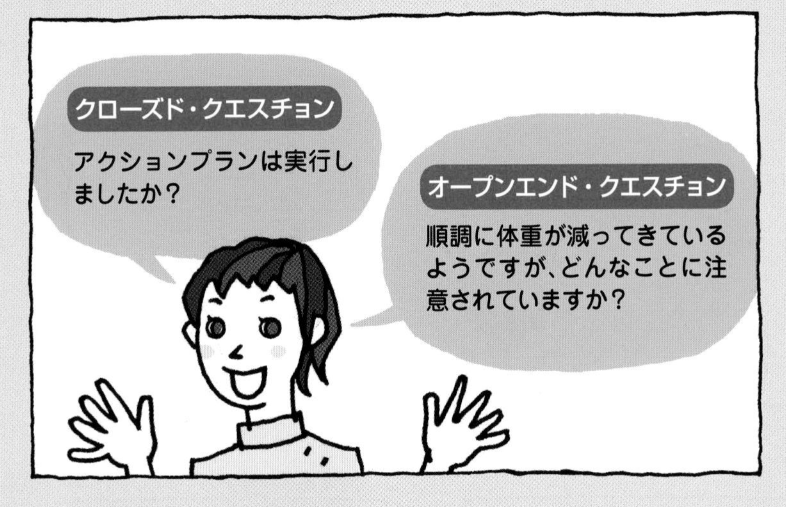

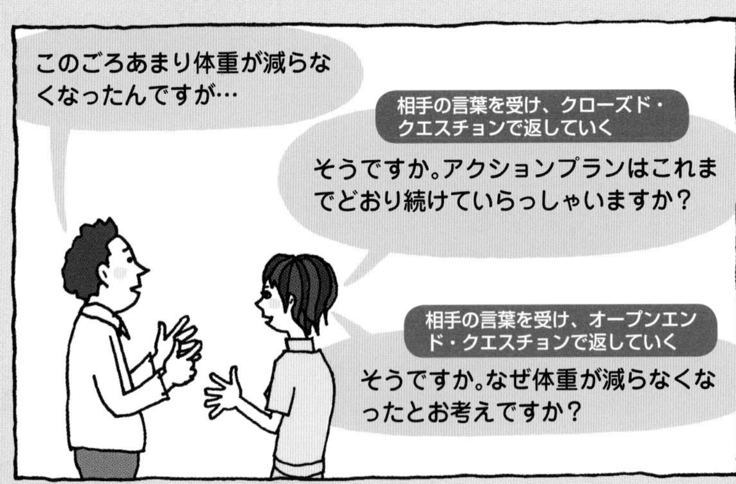

③あらかじめ用意された質問

ある目的のために、あらかじめ質問事項を用意しておき、順番に尋ねていく方法。患者の了解を得てから質問を始める。また、矢継ぎ早に質問せず、患者がその内容を拡大して話したいときは傾聴することが望ましい。

質問させてくださいね
はい

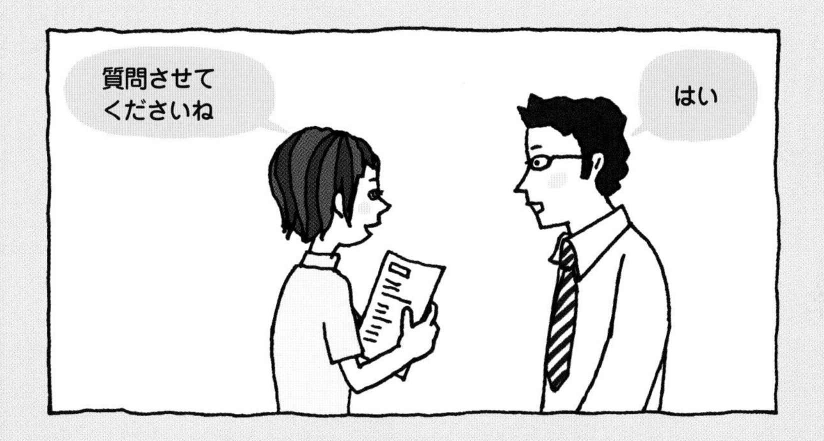

④患者の問いかけへの返答

患者から質問されたとき、回答を提示するのではなく、患者はどう思っているかを尋ねるかたちで返していく方法がある。患者自身に考えさせ、解決法を導くきっかけになりやすい。

どうしても禁煙しなければいけませんか？
問いかけに対し、クローズド・クエスチョンで返していく
○さんは禁煙したほうがよいとお考えですか？
問いかけに対し、オープンエンド・クエスチョンで返していく
○さんはどうお考えですか？

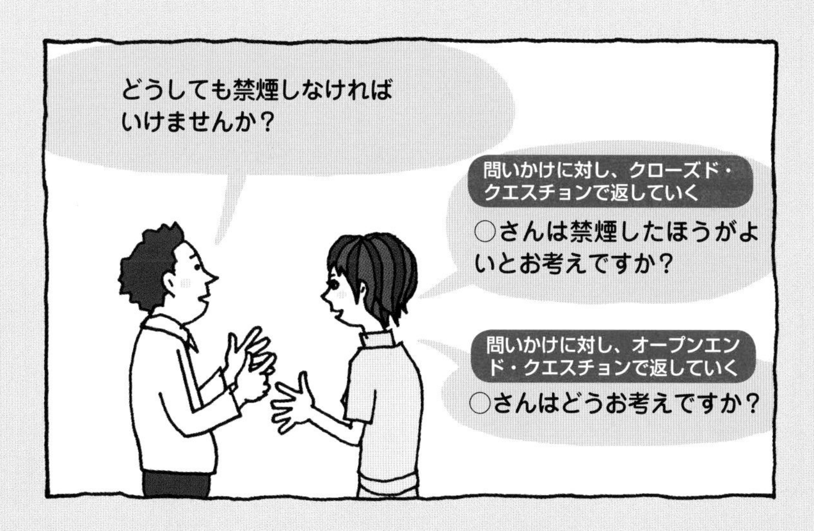

アサーティブ・コミュニケーション (assertive communication) で自分の気持ちも上手に伝える

傾聴は相手の話に批判を加えず、よく耳を傾けることに徹するが、教育や通常の会話においては、一方的に話を聴くだけでなく、ときには看護師が自分の意見や気持ちを伝えたい場面も出てくる。患者の話が取り留めのない方向に向かっていたり、患者が反感めいた感情をもっていたりする場合、患者の気分を害さないように方向転換したり自分の意見を伝えたりすることも必要である。その際、アサーティブな物言いが大切である。

①アグレッシブ（aggressive）な表現
自分の意見や気持ちを攻撃的に出してしまうと相手の反発を呼び、会話が平行線をたどりやすい。

②ノンアサーティブ（non-assertive）な表現
相手の言うことに「はい、はい」と受け身になったり謝ったりするばかりでは、看護師自身のストレスがたまる。また、パートナーシップという対等な関係も築きにくい。

③アサーティブ（assertive）な表現
相手の気持ちを害さず、しかも自分の意見や気持ちを伝えていくことで、ストレスなく温厚な関係を築いていける。

若いあんたに、私の置かれた状況の何がわかるっていうのかね

若くたって私は糖尿病については経験を積んできています。病気のことはよく心得ているつもりです

すみません。私の言葉が至らなかったようです。気分を害さず、いろいろ聞かせてくださいませんか

そうですね。私みたいに若い看護師が担当だと不安を感じられるでしょうね。でも、私も糖尿病のことについてはしっかり勉強してきているつもりですし、至らない点もあるかと思いますが、ぜひいっしょにこの病気に取り組んでいきたいと考えているんですよ

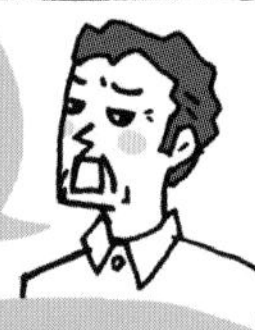

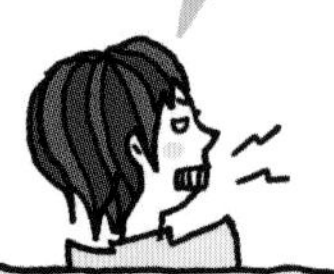

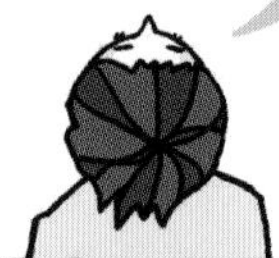

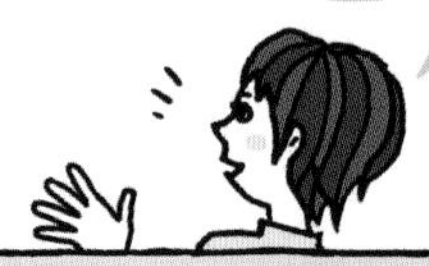

column

血糖パターンマネジメントの基本

血糖パターンマネジメントとは、ざっくり言うと、患者さんの「生活パターン」と「自己管理ノート」を照らし合わせて分析し、糖尿病治療の調整を行うことです[11]。

もう少し詳しく説明すると、患者さんの血糖自己測定（SMBG）を通じて収集したデータを、患者さんの生活と併せて論理的・系統的に分析し、治療の変更に注意深く反映させることです。患者さんと医療者が血糖値の変動のデータを日単位、週単位で確認しながら、生活と結びつけて、その患者さんの血糖値の変動のパターンを見出していくことになります。

生活パターンには、朝起きてから夜寝るまでの1日の生活パターン、また曜日ごとの生活パターン、1か月単位の生活パターン、季節ごとの生活パターンがあります。また学校行事などのイベントや仕事などの活動状況といったパターンもあるでしょう。患者さんごとに生活パターンには違いがあります。その患者さんの生活パターンはその人に聞かないとわかりませんね。血糖パターンマネジメントの基本は、患者さんの生活パターンをしっかりと聞くことです。血糖値に影響するような活動をしたときには、自己管理ノートの備考欄にメモをする習慣をつけてもらうのもよいですね。患者さんと一緒に生活パターンと併せてどのようなときに高血糖になるのか、あるいは低血糖になるのか、よい血糖コントロールなのかを系統的に分析し、患者さんの血糖パターンの意味を考えていきましょう。最終的に患者さんが自分で血糖パターンマネジメントができるようになることを目指したいですね。

第4章

自己効力を高めるアプローチ法

セルフマネジメントを目指して自己効力を高める

この人もあなたと同じように、「やせられない」って言い続けていたんですよ

へえ、
そうなんだ。
私もやればできるのかなあ

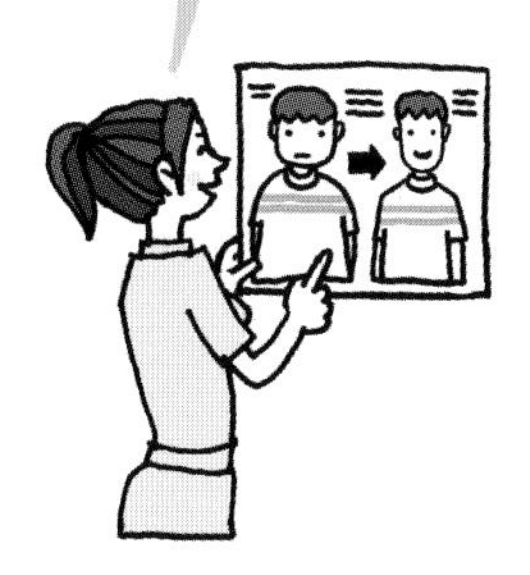

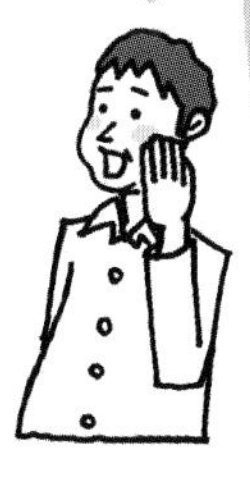

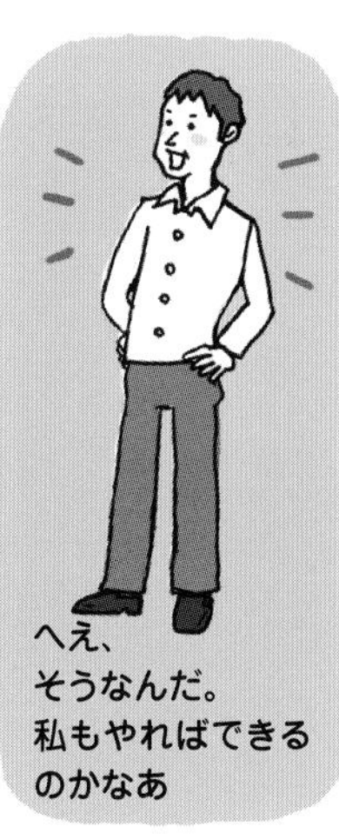

4-1 自己効力理論

「こうしたらどうなるだろう」を考える

「雨だから、水やりしなくてすむ」が「雨だから、水やりできない」に

自己効力という理論そのものは、1970年代の後半にバンデュラ（A. Bandura）という人が提唱したものですが、日本にも、すでに80年代前半に教育の分野で紹介されていました。これが看護分野で提唱されるようになったのは90年代に入ってからで、患者教育や健康教育の分野で使われています。

どういう考え方かというのを、私自身のことを例にご説明しましょう。

私は草花を育てることが好きで、岡山に住んでいたころも福岡に移った現在も、庭にいろんな鉢植えを置いています。いまふうにかっこよく言えばガーデニングです。でも、以前は草花を育てるなんて全然できませんでした。

そもそもは、官舎に住んでいたときに、隣家の人に苗を分けてもらったのがきっかけです。その人はとてもきれいに上手に花を育てていました。区画整理にも季節ごとの花の色にも気を配り、「ここはデンマークかオランダか」というぐらいでした。その人が、「安酸さんの庭はあまりにも殺風景だ」と、ときどき何か苗を分けてくれたのです。ところが、地植えで手入れが簡単であるにもかかわらず、私はそれをいつも枯らしていたのです。朝早く出て夜遅く帰る生活をしており、土曜日日曜日も留守がちだったため、ほとんど世話をしないし見もしない。ときおり「あ、そうだ、水やりしなきゃ」と思い出したときには、時すでに遅しで、クシャッとなってしまっていました。そういうことが続き、しまいには「地植えを枯らすなんてよっぽどだ。花がかわいそうだ」と、とうとう苗を分けてくれなくなりました。

そんなわけで、私には草花を育てる自信などゼロに等しかったのです。その

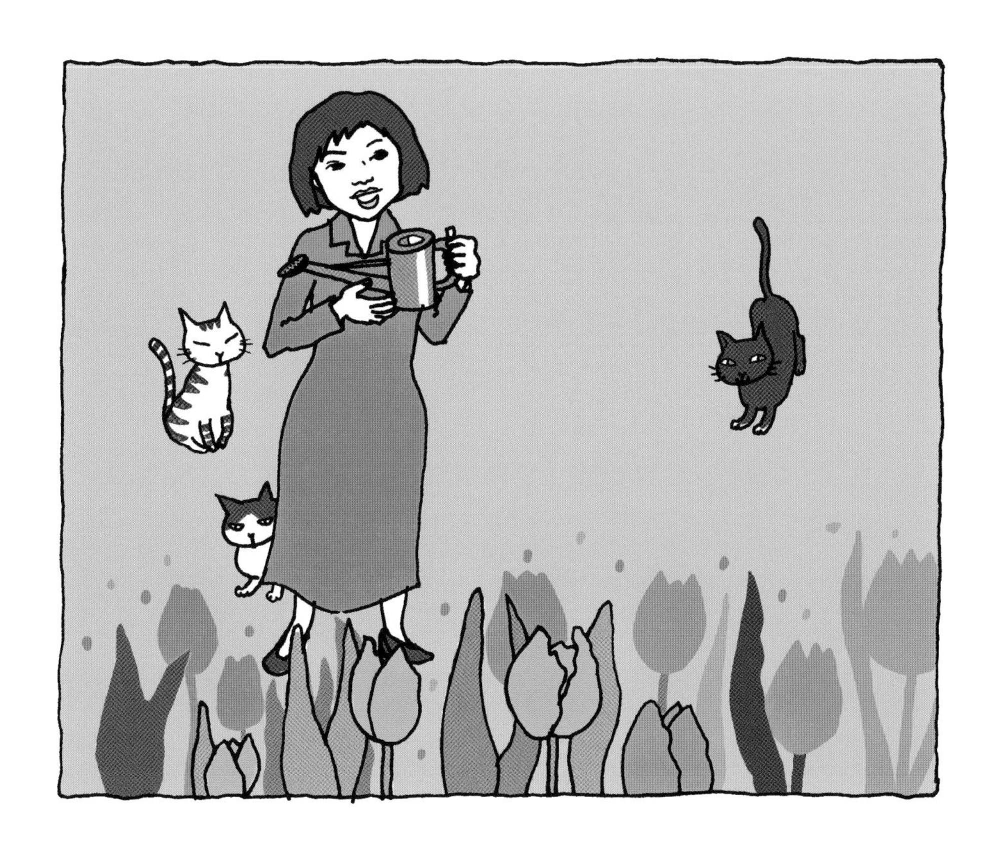

後、岡山に家を買ったとき、手のかからない庭を造ろうと思って、庭師さんに何通りかデザインしてもらい、そのなかから「これにしてください」と選びました。でも、そのデザインにあったスギゴケというのがとても気になり、「スギゴケというのは、手はかかりませんか？」と尋ねました。そして「かかりません」との答えだったので、安心して造ってもらったのです。ところが、できあがってから話を聞くと、「簡単です。毎朝30分、水をやればいいだけです」と言うのです。毎朝30分も水やりをするなんて、私にとっては簡単どころか、すごく大変なことです。けれど、造ってしまったものは仕方がありません。腹をくくって毎日毎日水やりを始めました。

最初のころは、朝、目が覚めて雨音がすると、「ああ、よかった。今日は水やりから解放された」と思っていました。けれども、毎日水をやっているうちに、「あ、芽が出てきた」「葉っぱが開いてきた」と、草花の変化がわかってくるようになりました。そして「4月の新緑ってきれいだな」などと思うようになってきたのです。

そしてある朝、目が覚めたら雨が降っていました。そのとき思ったのです、「ああ、今日は雨だ。水やりができない」と。これって、すごい変化です。行動が変わり、意識も変化してきています。水をやるということが、私にとってはいつの間にか面白い、楽しい作業になっていたのです。

このように、「自分にはこういうことはできない」と思っているとき、つまり自己効力が低いときは、その行動が「うんざりすること、いやなこと」に感じられます。けれども、行動ができて自己効力が高まってくると、その行動を楽しめるようになってきます。運動療法を行っている人などに、よくそういう現象が見られませんか？ 運動がまだ習慣化していないときは、いやいや、やっている状態。けれども、習慣化してだんだん自分に自信がついてくると、「楽しくなってきた」などと言うようになってきます。そして、楽しめるようになると、「明日は出張でホテル泊まりだ。どうしよう。ホテルの周りを散歩しようか。ホテル内のジムを利用してみようか」と、普段とは異なった状況のなかでも工夫して行動するようになっていきます。

私はつねづね、患者教育ではこの「自己効力を高める」という視点でかかわると、患者さんの行動変容が起こりやすいと感じています。では、自己効力理論について説明していきましょう。

「この行動をとったらどうなるか」を予想する（結果予期）

自己効力を考えていくときのキーワードは、「自己」「行動」「結果」、そして「結果予期」と「効力予期」です（次ページの図参照）。人は、自分の知識や経験にもとづいて、行動するかしないか、どんな行動をするかを決定していきます。そして、その決定に深くかかわる要素が結果予期と効力予期です。この図はそういうことを表しています。

結果予期というのは、「その行動をとるとどういう結果になるのかな」という、行動前の予測です。そして結果予期には、「身体」についての予期、「社会」についての予期、「自己評価」についての予期があります。

たとえば、食事療法で基礎食は1,200kcalという指示が出たとしましょう。こういう食生活を実行していったとき、自分の身体はどうだろうかと想像してみてください。それが身体についての結果予期です。「そんな量では足りない。

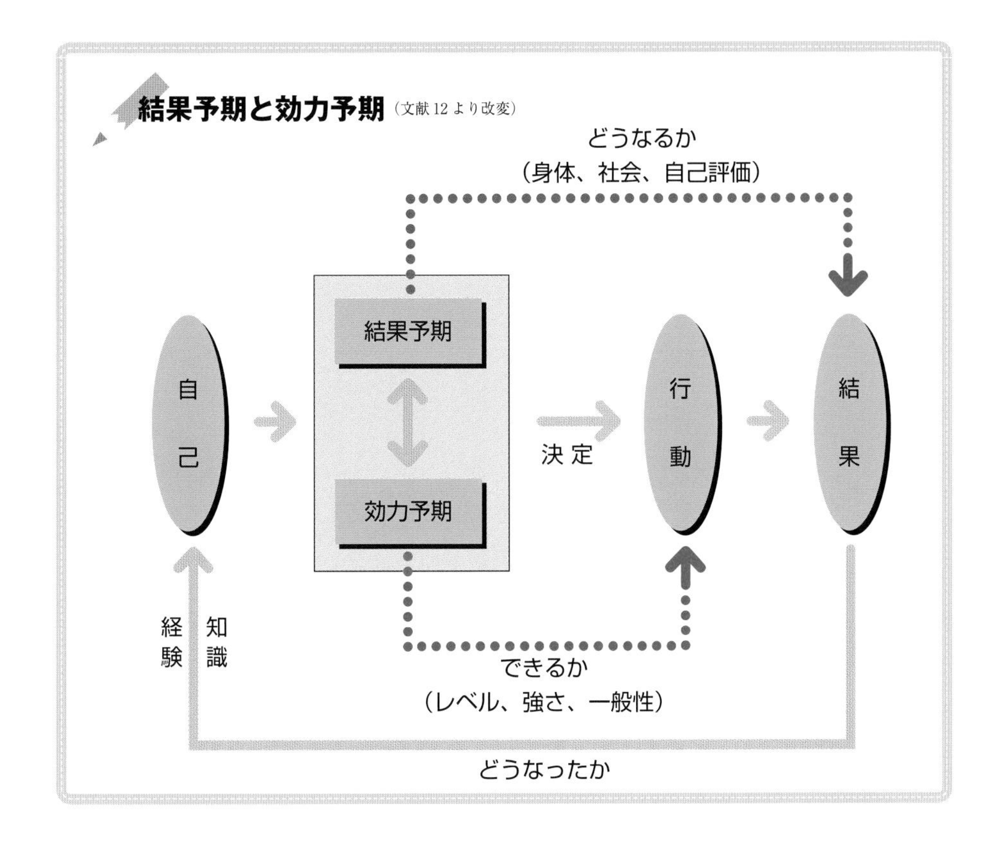

お腹がすいてたまらないだろう」とネガティブに感じるなら、身体についての結果予期はマイナスということになります。逆に、「体重が減って、体はとても楽になるだろう」とポジティブに考えるなら、それはプラスの結果予期ということになります。

社会についての結果予期というのは、「自分がその行動をとったら、自分の所属する社会、家庭とか職場でどういう評価をされるだろうか」という推測です。「自分がこのような食事療法を行えば、家族は喜ぶだろうな」と思えば、プラスの結果予期です。けれども、「食事制限を守って、お酒のつきあいも断るようになると、会社の同僚は『お前、つきあいが悪くなったな』って言うだろうな、誘いも来なくなるかもしれないな、それはいやだな」というのであれば、マイナスの結果予期です。

自己評価というのは、「そういう行動をとる自分に満足できるだろうか、それとも不満足に感じるだろうか」ということです。「やらなければならないことを、自分は実行できていると、自分に誇りを感じられるだろう」と思えるならばプラスの結果予期、「医師や看護師に言われて、弁当なんか持参してみじめったらしくデスクで食べる風景なんて、ああ、情けない」などと思うならば、マイナスの結果予期ということです。

このように、結果予期にはマイナスとプラスの両方があり、どちらが大きいかということで、その行動を実行する、しないに影響します。

なんとなく健康信念モデルの話と似ていると思いませんか？ 健康信念モデルに「利益の自覚」「障害の自覚」というのがありましたが、それとこの「結果予期」はほとんど同じことを言っています。実は、自己効力理論というのは健康信念モデルを取り入れた理論なのです。

それはさておき、患者さんへの実際のアプローチは、食事制限や運動、禁煙などといった行動に対してのプラスの結果予期を高め、マイナスの結果予期を低めていくということになります。患者さんのなかには、間違った知識などによって行動療法に対する結果予期が大きくマイナスに傾いていることが多々あります。ですから、それを是正してプラスに転化していくということです。

「自分にできるかどうか」を予想する（効力予期）

ところで、結果予期がプラスであっても行動しない人もいます。それはなぜだろうということで、バンデュラは考えました。それが「効力予期」という概念です。これは、「やったほうがよいと思うけれども、実際に自分にできそうかどうか」という予測です。たとえば、禁煙したほうがよいと考えたとき、実際に禁煙できそうか、できそうもないか。これは、自己の効力（自分の力）を予期するということですから、「自己効力」とも呼ばれます。

効力予期には、「レベル」についての予期、「強さ」についての予期、「一般性」についての予期があります。

同じ行動でも、状況の違いによってレベルは異なり、できそうだったり、できそうになかったりします。たとえば、「家族がカロリー計算して作ってくれたのを食べるのであればできる。でも、外食のときも１食 400 ～ 500kcal を守るっていうのは、ちょっと難しいかもしれないな。ましてや、結婚式に招かれたとき、出てくる料理を４分の１ぐらいにとどめるとか、お祝いの席でお酒も飲まないとなると、自信がないな」と、状況によってできそうかどうかの予測は変わります。

強さというのは、「どれぐらいできそうか」ということです。同じ状況でも、「以前は５割ぐらいしかできそうになかったけれど、いまは８割ぐらいできそうな気がする」「好物の肉料理を週に２回にするなんて、以前にはとても考えられなかった。でもいまはできなくもないな」などということです。

一般性（一般性自己効力）というのは、何か新たな課題が出てきたとき、自分はそれにチャレンジしていけるだろうか、それとも初めから尻込みしてしまう性向だろうか、という自己分析で、レベルや強さとは少しニュアンスが違っ

column

「このままではいけない」ときに「状況－結果予期」「行動－結果予期」を考える

結果予期にはさらに、「状況－結果予期」「行動－結果予期」というのがあります。「状況－結果予期」というのは、「現在の状況における有害性に関する予測」、いま現在の状況では、身体、社会、自己評価はどうだろうか、ということです。

同じように「行動－結果予期」というのは、「行動を変えたら、身体、社会、自己評価はどうだろうか」ということです。

たとえば、「いま１日に何十本もタバコを吸っている。この状況を続けていると、肺がんにかかる可能性が高いな」と思うのは、身体に関する「状況－結果予期」（有害性の予測）が高いということになります。では吸う本数を減らす、もしくは禁煙するとしたらどうか。「そういう行動をとれば、肺がんにかかるリスクは減るだろう」と思うのは、身体に対する「行動－結果予期」（有害性の減少の予測）が高いということになります。

このままでは…
肺がんになる
平気だろう
禁煙したら…
リスクが減る
たいして変わらん
「状況－結果予期」
＝
有害性の予測
「行動－結果予期」
＝
有害性の減少の予測

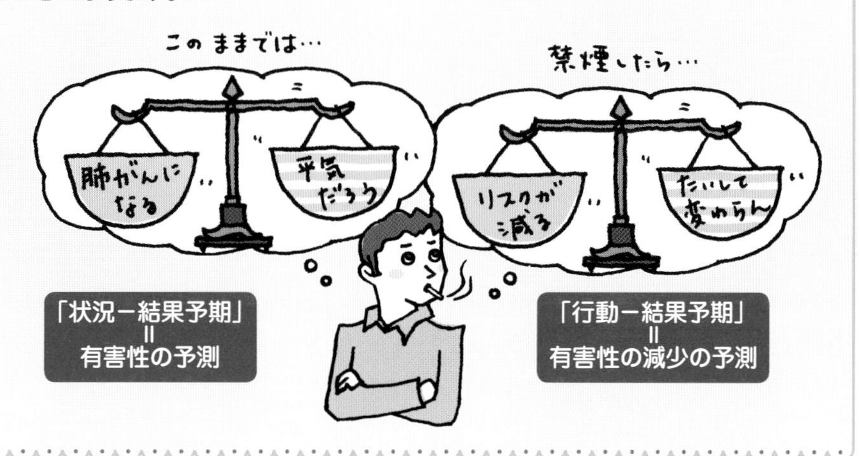

ています。一般性自己効力は、元々の性格特性との関連があります。

これら3つの効力予期が絡み合い、「できそうだ」という気持ちにつながっています。

自己効力を高める

人がある行動をとろうとする際には、結果予期と効力予期を考え、よさそうだったりできそうだったりすれば実行するといわれています。そしてバンデュラは、同じ予期でも、結果予期が高いよりも効力予期（自己効力）が高いほうが、人は行動を起こしやすいと言っています。ですから、患者さんの行動変容を促すには、効力予期を高める働きかけがより有効ということになります。

たとえば「とにかく、だまされたと思ってやってみて」と言われてやってみたら、「なんだ、思ったより簡単じゃないか。これならやれそうだ」という気持ちになることがあります。こういうことが少なからずあります。これは、実際に体験してみることで「できそうだ」という気持ちが高まった、つまりマイナスだった効力予期がプラスに転じたということです。

ただ、実際にやってみて、「うまくいった」「思ったより簡単だった」という経験をもつとよいのですが、最初に失敗体験をしてしまうとかえって行動変容に時間がかかってしまう場合があります。たとえば、「とにかくやってみて」と促してインスリンの自己注射をさせたところ、うまくできなかったという人もいます。私の知っている患者さんで、とても毅然（きぜん）としていて、人に弱みを見せたくないタイプの高齢の男性が、同僚の患者さんが自己注射しているのを見て、「自分も」とやってみたところ、手が震えてうまくできなかった。「ぶざまな格好を人に見せてしまった。もう二度とやらない」と、その後、インスリンの自己注射という行動をとるまでに時間がかかったケースがありました。ですから「試しにやってみて」と体験させる際には、失敗しない程度の行動を提示することが大切です。

結果予期と効力予期の関係から見た患者のパターン

次ページの図は、結果予期と効力予期の関係を示したものです。患者さんの

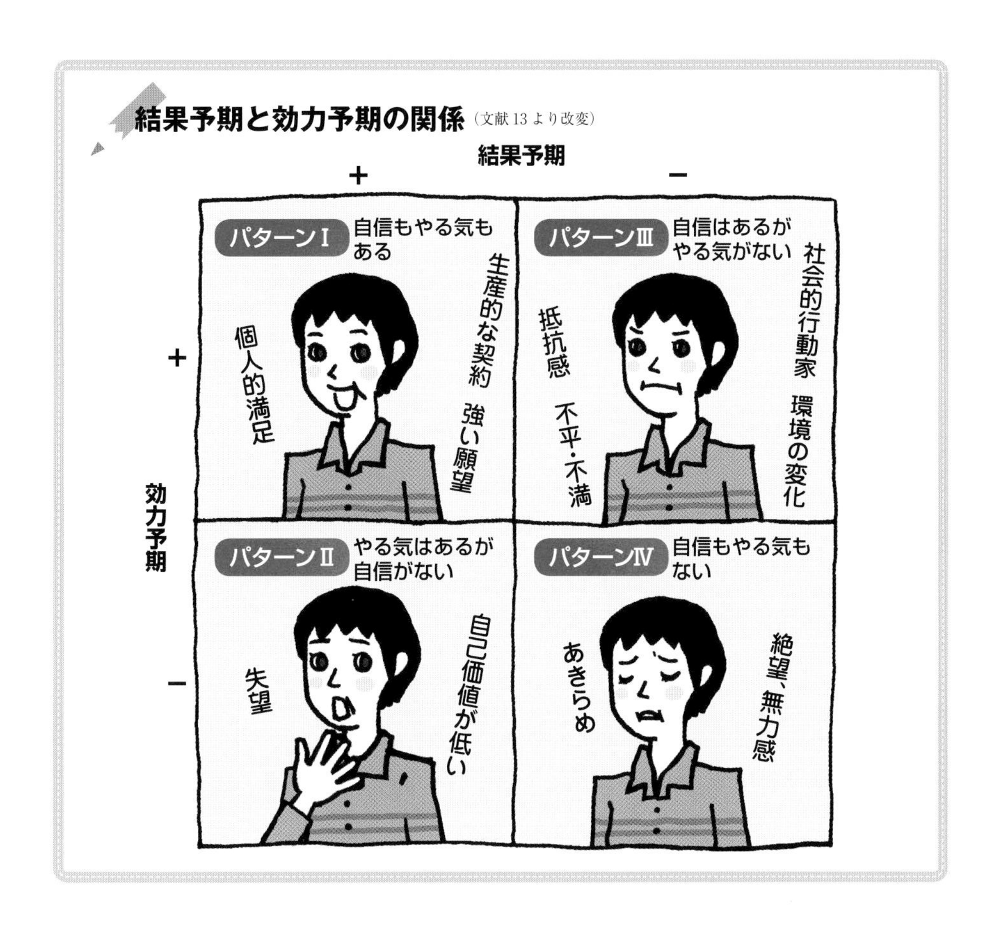

反応とそれに対するアプローチを考えていくときの参考になると思います。

パターンⅠには妥当な目標設定を促していく

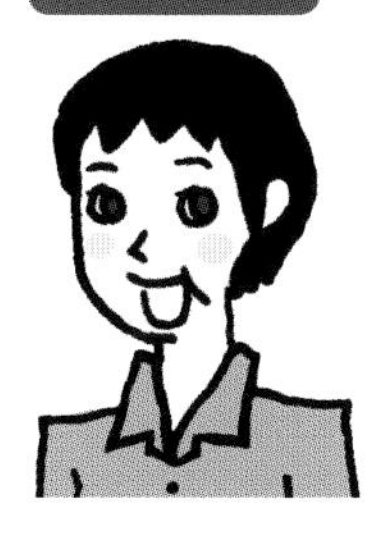

パターンⅠは、結果予期も効力予期も高い状態。これは、患者さんは自分がとるべき行動について肯定的な結果をたくさん予測していて、なおかつ自分はその行動ができそうだと思っている、ということです。患者さんのタイプとしては、看護師の提案をすべて受け入れて計画に入れるなど、根拠をもってやる気も自信ももっている人ということになります。

こういうタイプの患者さんへの教育や援助は、一見楽に思えます。けれどもひとつ注意しなければいけません。パターンⅠに位置する人は、行動することの意義を理解し、やる気もあるぶん、目標を非常に高く設定しがちなのです。高い目標というのは、失敗体験につながるリスクがあります。ですから、やる気をそがない程度に、妥当なところに目標設定を再設定してもらう必要があります。基本的にはやる気があるので、そのやる気を十分認めたうえでどうかかわるかということがポイントになってくるでしょう。

パターンⅡには自信をもたせていく

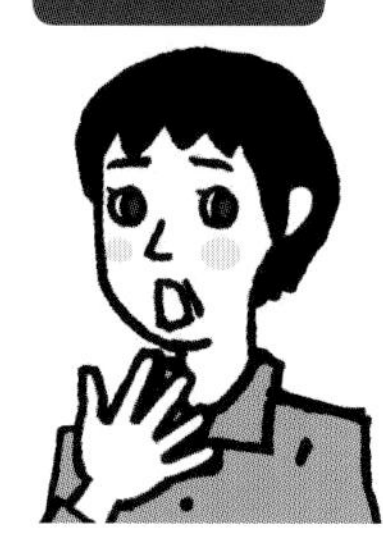

パターンⅡの場合は、結果予期はプラスだけれども、効力予期がマイナス。つまり、「わかってはいるけど、できない」というタイプです。根拠をもって「やりたい」とか「やったほうがよい」と思ってはいるけれど、自信がないのです。ですから、自信をつける、自己効力を高めるためにお手伝いしましょうというアプローチになっていきます。くわしくは、後述の「自己効力を高める4つの情報」(126ページ)を見てください。

パターンⅢには結果予期が好転するよう支援していく

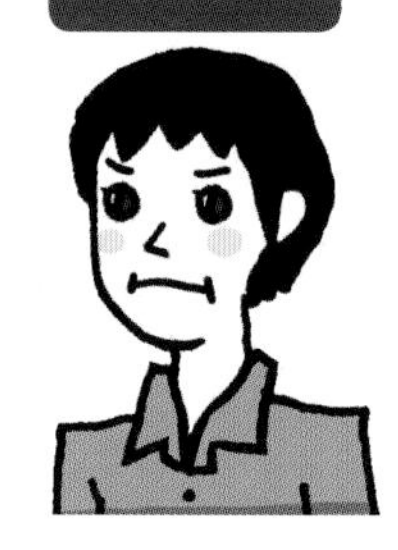

パターンⅢは、結果予期が低く効力予期が高い状態で、こういう人へのアプローチはちょっと難しいです。というのは、結果予期がマイナス。つまり「この行動をとってもあまりよい結果にはならないだろう」と、行動を起こすことに否定的です。健康信念モデルでいえば、「利益の自覚」より「障害の自覚」のほうが大きいわけです。けれども一方では、「その行動をとれるか」と言われたら、やる自信があるのです。「不平不満を並べて行動しないけれども、自信はある」という「文句言いの患者さん」などはこのタイプが多いのではないでしょうか。

アプローチとしてはまず、結果予期のどこがマイナスなのか、どうしてマイナスなのかということを聞き出していくこと。それがわからないことには、かかわりようがありません。

そして、まちがった知識などが原因で結果予期がマイナスになっているのであれば、正しい知識を提供したり、思い込みをなくしていくことになります。また、行動を起こしづらいような状況に置かれているのであれば、いっしょに解決策を考えていくことになります。行動しづらい状況を探っていくと、家庭とか職場などで協力が得られないなど、環境で引っかかっていることが案外多いです。ですから、そういう環境をどうしたらよいかということをいっしょに考え、結果予期をなんとかプラスに変えていくようにします。

このタイプの人は、不平不満が多かったりするため、当初はとてもかかわりにくい気がします。けれども、自信と行動力があるので、意識が変わればみるみる行動変容していく可能性が高いです。私の知っている患者さんで、文句ばかり言って行動を変えようとしなかったのに、意識が変わった途端、見違えるように行動変容したという人がいます。患者会の会長さんなどで「俺も昔はそうだったんだよ、あんたたちの気持ちはよくわかるよ」と、ほかの患者さんたちの気持ちをよく受け止めながらリーダーシップを発揮する人にこのパターンの人がいます。

パターンⅣには傾聴でエンパワーしていく

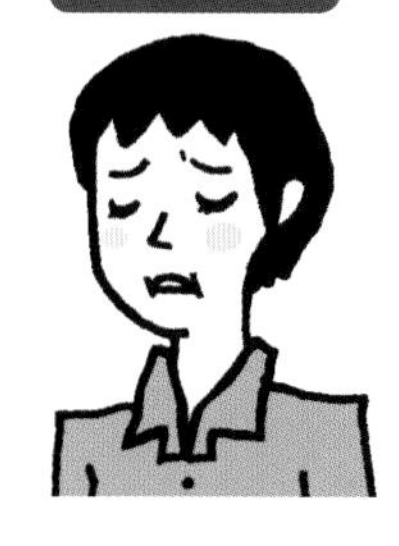

パターンⅣは、結果予期も効力予期もマイナス。なんらかの理由で結果予期がマイナスで、しかも「私にはできっこないわ」「私なんかやっても無理だわ」と思っています。あきらめ、無力感、絶望の状態です。このタイプの患者さんは、外来にも通ってこない、つまり私たちの前に現れないことが多いです。来院しても、期待感がないので、目も合わせずに薬だけもらって帰っていく、という感じです。

こういうタイプの患者さんには、いきなり教育しよう、援助しようとするのは難しいです。ますます逃げていってしまいます。ですから、まずはエンパワーしていくアプローチが必要です。共感的理解を示し、傾聴する。相手を否定せず、批判を交えないでゆっくり話を聴くことで、心を開いていってもらうことが大切です。そのうえで、療養行動を実施する意義をわかってもらい、やれそうだという気持ちを少しずつ高め、自信につなげていくことです。

この患者パターンの分類は、患者さんが現状をどうとらえているかということを理解し、それに合わせてこちらの対応や援助の仕方を変えていくための参考です。ですから決して、「この患者さんはパターンⅠだ」「この患者さんはパターンⅡだ」と単純に類型化しようとするものではなく、また実際は単純に類型化はできないということを心得ておいてください。

自己効力を高める４つの情報

効力予期（自己効力）を高める、「その行動ができそうだ、やれそうだ」という気持ちをもたせるにはどういう方法があるかということで、バンデュラは「遂行行動の成功体験」「代理的経験（モデリング）」「言語的説得」「生理的・情動的状態」の４つをあげています。

自己効力を高める方法  遂行行動の成功体験

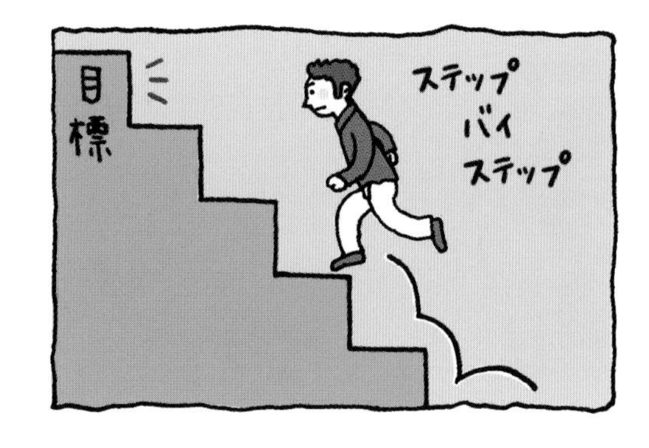

「遂行行動の成功体験」とは、実際に行動してみて達成できたという成功体験をもつことです。「無理だな」と思っていたことでも、やってうまくできたら、次回以降もできそうな気になります。運動にせよ勉強にせよ、誰もがこうした成功体験によって自信をつけた経験があるはずです。

アプローチ方法としては、はじめから高い目標を達成しようとせず、確実に達成できる小さな目標から段階を追って最終目標に近づいていくようにします。たとえば最終目標を10としたとき、その人がまだ２か３ぐらいの能力あるいは自信しかないのに、いきなり10の目標をボンとぶつけると、「ああ、できそうにないな」という気持ちになってしまいます。けれども、２とか３、あるいは少しがんばって４とか５ぐらいなら「なんとかできそうだ」と思えるはずです。

いままで１日に3,000kcalは食べていたという人に、急に「1,600kcalでいきましょう」といっても、恐らく「とてもできそうにない」という反応が返ってくるでしょう。いままで食べていた量の半分近くに減らす、しかもそれを続けるわけですから、心理的にかなり負担なはずです。ですから「まずは主食だけ制限しましょう」とか、「間食をやめることから始めましょう」「油物やアルコ

自己効力に影響する４つの情報と方略

	自己効力を高める情報	自己効力を下げる情報	方　略
遂行行動の成功体験	・自分で行動し達成できたという成功体験の累積	・失敗体験の累積 ・学習性無力感	・行動形成（シェイピング法） ・スモールステップ法 ・ステップバイステップ法
代理的経験（モデリング）	・自分と同じような状況で、同じ目標をもっている人の成功体験や問題解決法を学ぶ	・条件のそろっている人ができているのを見聞きする	・モデリングの対象を選ぶ（自分と類似点のあるモデルが効果的） ・同病者から成功体験や問題解決法を聞く
言語的説得	・専門性に優れた魅力的な人から励まされたりほめられたりする ・きちんと評価される ・言葉や態度で支援され、「信じられている」「認められている」と感じる ・課題となっている行動を推奨する文化（社会的雰囲気）がある ・自己暗示をかける	・やっていることを認めてもらえない ・一方的に叱責される ・無関心を示されたり無視されたりする	・言葉による励まし ・契約書（相互契約の確認書）を取り交わす ・患者自身がアクションプランを立てるのを援助する ・アドボカシー ・自己強化
生理的・情動的状態	・課題を遂行したときに、生理的・情動的に良好な反応が起こり、それを自覚する ・「できない」という思い込みから解き放たれる	・疲労、不安、痛み、緊張、空腹 ・マイナスの思い込み	・気づきを高める ・思い込みを論破する ・リラクセーション ・ポジティブシンキング ・リフレイミング

ールを減らしましょう」など、何かできそうなことから始めることを勧める。取りかかれそうなこと、たとえば油物を減らすところから始めるとします。その場合、アクションプランとしては「油物を減らす」ということだけでなく、具体的な案にしていくことが成功体験のためには必要です。まずは今の状況を詳しく聞いて、昼食も夕食も揚げ物や炒め物を食べていることがわかったら、油物の主菜は昼食か夕食かどちらかにするなどといった内容にまで、アクションプランを落とし込んでいきます。10段階で考えたときに、できそうな気持が7以上だというプランが成功体験につながると言われています。そうすることで、少しでもデータを改善し、達成感を味わってもらう。そして次なるステップへとつなげ、やがて最終目標に到達させる、という息の長いアプローチをしていってください。

注意点は、しょっぱなに失敗体験をしたり、あるいは失敗体験が何度も続かないようにすることです。「ああ、私は何をやってもダメなんだ」とか「私には力がないんだ」という気持ちになり、自己効力が下がってしまうからです。また、はじめは自己効力があったのに、最初から高い目標を設定したために達成できず、挫折感を味わうということもあります。ですから、自己効力が低い人にはもちろん、高い人についても、妥当な目標を立てるよう援助していかなくてはなりません。

目標を細かく設定したアクションプランを立て、それらをひとつずつクリアして小さな成功体験を積み重ね、自信をつけていく。これが「遂行行動の成功体験」であり、自己効力を高めるには最も効果的だといわれています。

自己効力を高める方法 2 代理的経験（モデリング）

「代理的経験（モデリング）」は、自分と同じような状況にある人、同じ目標をもっている人の成功体験や問題解決法から学ぶという方法です。私たちが何百回言っても耳を貸さなかった人が、ほかの患者さんの話を聞いた途端、「私もやらなきゃ」と意識を変えた、ということがよくありますが、これがモデリングです。これを意図的に行うということです。たとえば「あの患者さんの話を聞くと、この人はやる気が出そうだな」と思ったら、2人で話ができるよう

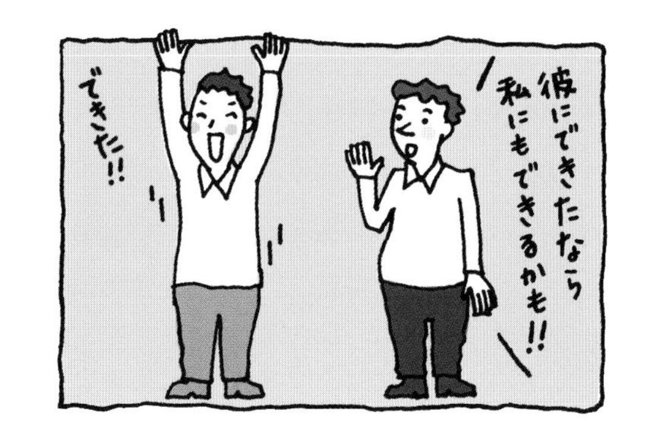

な場を設定してみる。あるいはグループダイナミクスを使って、リーダーシップをとれそうな患者さんにみんなの前で話をしてもらう。そうすることで、同席者たちの「私も何かやらなきゃなあ」とか「私にもやれそうだ」という気持ちを引き出すということです。

ただし、このときあまりにも条件のそろい過ぎている人を選ぶと、「あの人だからできるのであって、私には無理」と、逆効果になる場合があります。一般に、自分と類似性の高い人の話はモデリングになりやすいけれども、自分と違う人、相違点が多い人の話はモデリングにはなりにくいといわれています。ですからモデリングの場合は「誰のどういう話だったらこの人によい影響を及ぼすか、やれそうだという自己効力が高まるか」ということに留意しなければなりません。

自己効力を高める方法 3 言語的説得

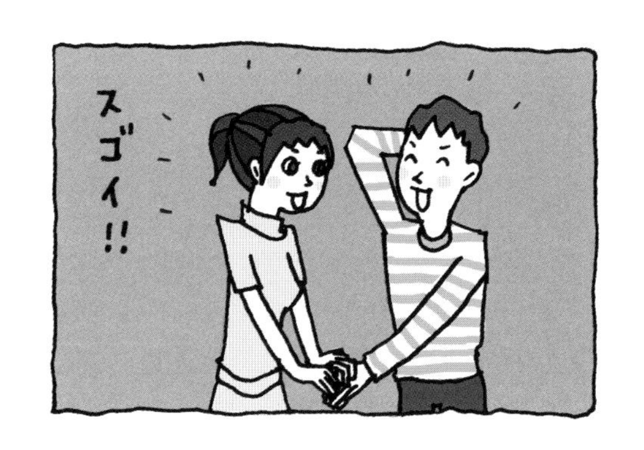

「言語的説得」というのは verbal persuasion の訳ですが、「説得」というと日本語としては強過ぎる印象を受けるので、「言葉による励まし」と意訳している人もいます。意味としては、言葉によって励まされたりほめられたりすること、きちんと評価してもらうこと、自分は信頼されていると感じられること、などです。また、「自分にはできる」と自己暗示をかけるイメージトレーニングも含まれます。

「ほめる」という行為は自己効力を上げるうえで非常に大事な要素ですが、私たち看護師は案外できていないのではないかと思います。「当たり前の行動を行ったからといって、いちいちほめる必要はない。私たち看護師は、できていないことを指摘すればいいんだ。やってもらいたいことだけ言うんだ。第一、ほめるなんて照れくさい」などと考え、ほめるということをあまりしていないのではないでしょうか。けれども、ほめるということは、その人を評価し認めていることを言葉で伝えるということです。そして、「自分は評価されている、認めてもらえている」という思いが、自己効力アップにつながっていくのです。

相手が年上であったり年配であったりすると、「年上の人をほめるなんて、失礼ではないかしら」と気おくれするかもしれません。けれども人は何歳になってもほめられるとうれしいものなのです。

ほめるとき、根拠のあるほめ方をすれば、さらに効果があります。ちょっと古い話になりますが、マラソンの高橋尚子選手がシドニーオリンピックのマラソンで優勝したときのことです。マラソンのあとのインタビューで、高橋選手はこう言いました。「レース前に監督から、『君はこれまで、僕の出したメニューを全部こなしてきた。あんなトレーニングもやったし、こんなトレーニング

column

モデリングは受け手（患者）側の問題

何を類似点と見るかは、人によって違います。もともと一般性自己効力（121ページ参照）が高い人、自信のある人は、他者との類似点を見つける傾向にあり、もともと一般性自己効力の低い人は、相手との相違点を見つけやすいといわれています。

たとえば、元オリンピック選手でいまも運動をしているという人の話を聞いたとき、「そりゃあ、元オリンピック選手だからできるんであって、私にはできない」と相違点を見つけるか、「元オリンピック選手っていったって、しょせん50代のおばさんよね。50代のおばさんにできるんなら、私にだってできるわよ」と類似点を見つけるか。同じ人を見ても相違点を見ると自信につながらないし、類似点を見ると自信につながるのです。

自己効力というのは、受け手側が情報を自分のなかで統合し、「やれそうだ」という気持ちを高めるということです。ですから、こちらが手を変え品を変えしてかかわっても、なかなか自己効力が上がらないタイプの人もいるし、逆に、ちょっとアレンジしただけでみるみる自己効力を高め、行動に移す人もいます。ですからモデリングが功を奏するか否かは、受け手側の問題ともいえるのです。

もやった。大変なトレーニングを全部君はこなしてきた。だから大丈夫、勝てる』と言われた。そうしたら、それらのトレーニングが思い出され、本当に勝てそうな気になってきた」。これは非常に根拠ある説得です。口先だけでほめる、認めるのではなく、「君はこうだよ、だからいいんだよ」ということをきちん

column

忙しい現場で起こりがちな無関心・無視

こんなエピソードがあります。

入院中のある患者さんに対し、受け持ちの看護師さんが「運動しろ」「散歩でいいんだから」と、とにかく一生懸命に言っていたそうです。患者さんは、「面倒くさい」とやり過ごしてきたけれど、あんまり熱心に言うから、「仕方ないなあ。じゃあ1回くらい運動してみるか」と、ある日、ジャージに着替えて病院の周りを散歩した。そうしたら案外気持ちよかったので、その看護師さんに話そうと思いながら1階の玄関を入ってきた。そのとき、たまたま向こうからその看護師さんが歩いてきたそうです。患者さんは、看護師さんのほうから何か言ってきてくれるだろうと思い、すれ違いざまに会釈したら、会釈を返しただけで行ってしまった。この患者さんはすごくがっかりして、「運動してきたのに、何も言ってくれなかった。無視された感じがした。もう散歩なんかしない」と思ったそうです。

このエピソードからいくつかのことを考えさせられました。

まず、行動がまだ定着していないときには、せっかくやった行動が無視されたと思うと、気落ちしてしまうということです。最初のうちは、できたことをほめる、認めるということが非常に大事で、この時期に無関心・無視を示してしまうとこの患者さんのように自己効力がガクンと落ちてしまいます。

2つめに、このエピソードを看護師側から考えるとどうでしょう。私は、この種の無関心・無視は少なからずやってしまうものだろうと思います。対応する患者さんの数が多くなればなるほど、顔と名前、病名が一致しなくなってきます。

この患者さんの場合はジャージに着替えており、しかも黙って出かけたわけです。ですから、すれ違ったとき、病棟でいつも「運動、運動」と声かけしていた人と認識できていなかったのかもしれません。あるいは、認識できていたけれども、何か急ぎの仕事で声をかける余裕がなかったため、「この場はちょっと会釈だけで通り過ぎて、あとで病室をのぞいてみよう」と判断したのかもしれません。

もっとも、患者さんにしてみれば無視されたことに変わりはなく、そのことによって自己効力が落ちてしまうことがあります。忙しい現場においては、無意識にせよ、こういう類(たぐい)の無関心・無視が生じる危険性があることを心に留めておくべきでしょう。

と言っています。けれども、こういう根拠のあるほめ言葉を発するには、相手をちゃんと見ていたり、話を聴いていたりしないとできません。

「ほめたり評価したりできるところがまったく見当たらない」という人はいません。患者さんと話をしていると、たとえ目標とする行動はできていなくても、何かひとつは認められるものが見つかるはずです。たとえば、きちんと定期通院しているとか、納得して教育入院してきたとか。「どうでもいいや」と思っている人は、通院したり入院したりしません。ですから、「こうやって時間を割いて通院されているのは、大変だと思います。いろいろやりくりされているのでしょうね」「入院を了解されない方もおられますから、入院すること自体、私たちからすればすごいことなんですよ」と認めてよいのではないでしょうか。

逆に、やっても認めてもらえないとか、一方的な叱責、無関心・無視というのは、自己効力を下げる要因となります。

ある医師がこんな話をしていました。「インスリンの自己注射をしている外来の患者さんが、毎回、血糖自己測定値を表に記載して持ってくる。けれどもこちらは非常に忙しいので、『はい、はい』と上の空で返事をしながら、出された表をあまり見もせずに、右から左に流すように扱ってきた。こういう態度は無視しているのと変わりないのではないだろうか。そして患者さんは、『せっかく記録してきたのに、医者は見もしないんだ』とやる気がなえるかもしれない。僕の態度は反省しなければ」。現場のあわただしさのなかで、私たちは無意識のうちに、患者さんに無関心・無視の態度をとってしまいがちですが、無関心・無視は自己効力を下げてしまいます。注意しなければいけません。

叱責には善し悪しがあります。一方的な叱責は、自己効力を落としてしまいますが、相手の行動変容を期待したり、少しでもよくなってほしいという思いゆえの叱責である場合、患者さんは「自分のことを考えて言ってくれているんだ」「叱責してくれるぐらい自分のことを考えてくれている」と認識することがあります。そうであれば、自己効力を上げることにつながります。

自己効力を高める方法 4
生理的・情動的状態

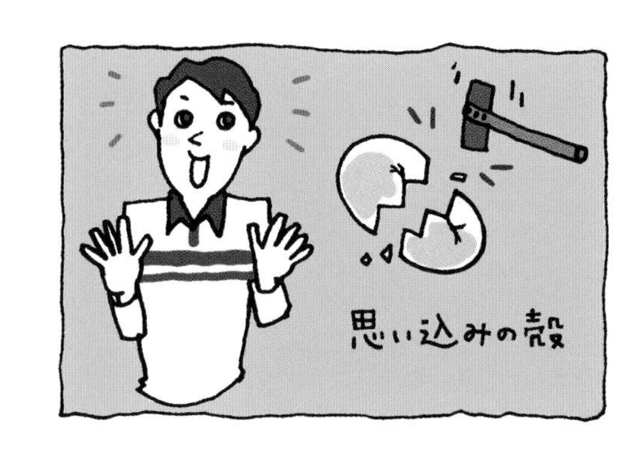

「生理的・情動的状態」というのは、課題を実行したときに、生理的にも心理的にも良好な反応が起こり、それを自覚すること。あるいは、「できない」という思い込みから自由になること。こういうことも、自己効力を上げる要因になります。

たとえば、「インスリンの自己注射なんていやだな、痛いだろうなと思い込んでいたけれど、やってみたら意外に簡単で、痛みもなかった」。あるいは「運動というのをやってみたらすがすがしかった。案外いいもんだね」というように思えたら、次もやれそうだと思うでしょう。

生理的な状態と心理的な状態はかなり相関関係が強いといわれており、行動してみることで得た爽快感(そうかい)や満足感、あるいは思い込みから解き放たれることによって「やれそうだ」という気持ちが高まる場合が多々あります。

逆に、疲労、不安、痛み、緊張、マイナスの思い込みなどは自己効力を下げます。誰でも、非常に疲れているときや「いやだな」「痛いな」「できそうにないな」という思いが強いときは、必要な行動だとわかっていてもやる気が出ないし集中しないものです。患者教育においても、何か気になること、たとえば「会社でリストラされるんじゃないか」などという不安があれば、とりあえずは糖尿病どころではないでしょう。あるいは、私たちにとっては些細なことやどうでもよいと思えることでも、それが本人にとって非常に気になる事柄であれば、患者さんによっては、やはり糖尿病の学習どころではなくなり、やれそうな気持ちになどなれないはずです。ですから、そういうときは、まず患者さんの不安やネガティブな思い込みを払拭(ふっしょく)していく必要があります。

自己効力理論を活用したアプローチのまとめ

以上が、自己効力を高める４つの情報源になります。これらをどう使うかは患者さんの状況によって違います。ほめるとか評価するという言語的説得でやる気を起こす人もいれば、「ともかくやってみましょう」と行動させることによって本人が達成感や爽快感を得、自己効力アップにつながる人もいるでしょう。

まず、患者さんの心境すなわち結果予期と効力予期を聞いて、その患者さんにふさわしいアプローチを工夫していってください。

自己効力理論を活用したアプローチのまとめ

1. ネガティブな結果予期を少なくすること
2. ポジティブな結果予期を高めること
3. ４つの自己効力を高める方法を駆使して効力予期を高めること

4-2 6ステップ・メソッド

理論をどう具体化していくか

では、自己効力理論をどう具体化するか、自己効力を具体的にはどのように引き出していくかですが、ここでは6ステップ・メソッドという方法に沿って説明していきましょう。これは、米国・スタンフォード大学で開発されたもので、看護過程のとらえ方にも通ずるものがあります。

ステップ 1
何が問題かを特定し確認する

次ページの図を見てください。自己効力は、問題を特定し、それをなんとか改善したいと患者さんと看護師双方が確認し合うことからスタートします。ですからまず「問題は何か」を特定するということになります。これがステップ1です。

質問項目中のXが、問題に当たります。たとえば喫煙だとしましょう。そうすると、「喫煙の害について、あなたは何を知っていますか？」「禁煙することが必要だと思いますか？」「禁煙しようと考えたことがありますか？」「過去に禁煙しようと試みたことがありますか？ もし試みたことがあるなら、どうでしたか？」「いま、禁煙できそうですか？」「禁煙するときに、何か障害になることがありますか？」と質問していき、禁煙という行動を実行するうえで何が障害となっているかを特定していきます。

通常のアナムネーゼの質問に加えて、過去の経験を聞いていく。そうすると、「タバコをやめてみたけれども、同僚がスモーカーばかりなので、つられてまた吸っちゃった」とか「減量に挑戦してみたことがあるけれども、リバウンドがきて挫折した」とか、本人がいまの状態をどう考えているか、つまり結果予

6ステップ・メソッドの流れ

ステップ1
何が問題かを特定し確認する

●質問

・Xについてあなたは何を知っていますか？
・Xを変えることが必要だと思いますか？
・Xを変えようと考えたことがありますか？
・過去にXを変えようと試みたことがありますか？ もし試みたことがあるなら、どうでしたか？
・いま、Xを変えることができると思いますか？（「いま」「1週間以内」など、具体的に聞いていくことが大切）
・Xを変えるときに何か障害になることがありますか？

●健康リスクの査定
●知識、信条、障害の査定
●問題とそれによって引き起こされる結果をきちんと伝える

ステップ2
やる気と自信を引き出す

●1対1のカウンセリング
●思い込みの論破
　・モデリング機能を果たしそうな人の話を紹介
　・思い込みだと気づけるような資料を提供
●やる気があることを確認するための同意書あるいは宣誓書を取り交わす（ただし、これは日本には馴染みにくい）

ステップ3
気づきを高める

●セルフモニタリングの技術を高め、問題に対する気づきを具体化する
　・チェックリストや日誌の利用

ステップ4
達成可能なプランを立てる

●達成できそうなプランを患者自身が立案していくことを援助する
　知識・認識：新しい情報、認識の再構造化
　環境：刺激のコントロール
　社会：ソーシャルサポート、ロールモデル
　行動：実現の可能性が高く成功体験が味わえるような小さなプラン、行動変容に必要な技術、ご褒美、行動処方箋（契約書）

ステップ5
「行動」を評価する

●行動変容のためのフォローアップ
●成功体験を認め、自信をつけるように支援
●問題解決のためのプラン修正

ステップ6
逆戻りを防ぎ、行動変容を維持する

●逆戻り予防のための実践（避ける、変える、適用する行動）を明らかにする
●行動変容を維持できていることへの報奨（ほめる）
●行動を維持するためのソーシャルサポート
●長期にわたるフォローアップの提供

期や効力予期が見えてきます。そして、禁煙や食事制限、運動療法などを行うにあたり、何が障害になっているのかを聞いていくことによって、問題が特定されていきます。

そして、健康リスクの査定と、患者さんの知識や信条、障害の査定を行い、問題とそれによって引き起こされる結果をきちんと述べます。たとえば、血糖値が高いのが気になるけれども、患者さん本人はあまり気にしていない場合、「データを見ると血糖値が200mg/dLです。こういう状態が続くと、合併症が引き起こされる危険性が高まるので、私はそれがとても心配です」などと話していく必要があるでしょう。とくに、問題とそれによって引き起こされるであ

ステップ1

1 3
2 4
減量を試みたことがありますか？
何度かやってみたけれど、結局リバウンドしちゃって…
なぜリバウンドしたんでしょうかねぇ
家族が協力してくれないし、会社の同僚との飲み会も多くて…
血糖値が高いので、このままでは合併症が心配です
えっ、それは怖いなぁ。減量すれば血糖値は改善されるんですね？

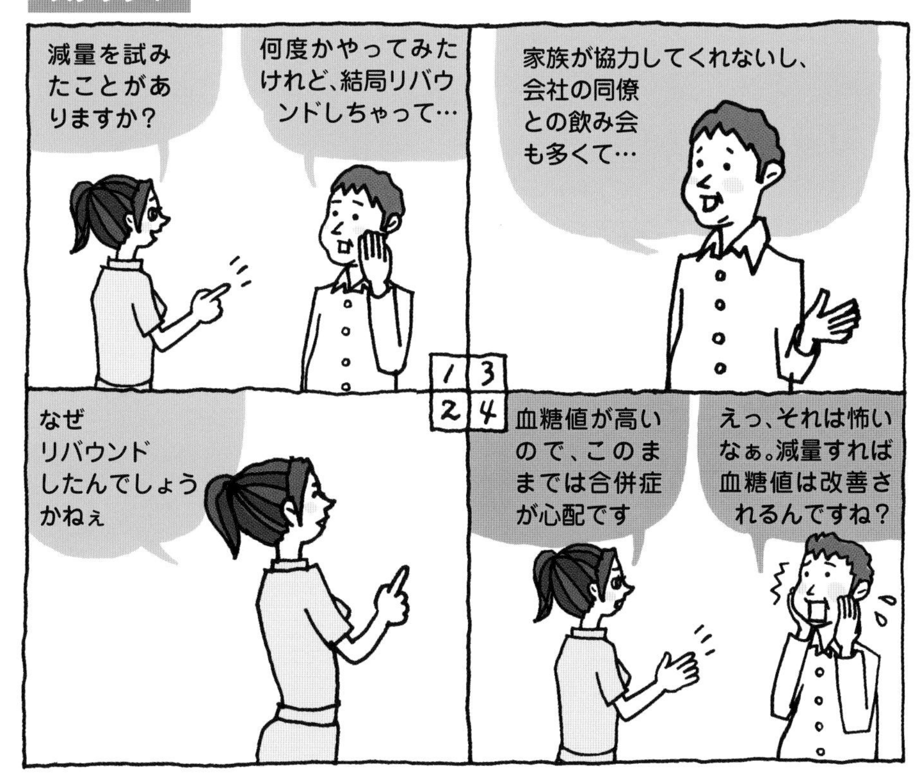

column

担当者を明確にする

自己紹介のときにひと工夫するのも大事です。私は、「担当させていただく安酸です」と書いたA5判の紙をラミネート加工して名刺として患者さんに渡していました。医師は主治医がいるけれども、担当ナースというのは明確でないことが多いので、とても喜ばれました。「責任をもってくれ、話も聴いてくれる看護師がいる」というのは、患者さんには心強く思えるようです。

ろう事態について伝えることが非常に大事です。この場合、一方的に危険だと伝えるのではなく、Ｉメッセージで心配している気持ちを伝えると、患者さんの心に届きやすいと言われています。

問題を特定することで、お互いに共通認識に立つというのがステップ１です。

ステップ 2 やる気と自信を引き出す

課題に取り組もうとやる気にさせる、自信をもたせるのがステップ２ですが、この段階では、自己効力には至らなくても「ちょっとやってみようかな」程度のやる気や自信が引き出せればよしとします。そのために１対１のカウンセリングを行います。ここでは共感・傾聴の技術が必要になります。そして、もし思い込みがあれば思い込みを変える。モデリング機能を果たしそうな人の話を紹介したり、思い込みだと気づけるような知識を提供したりしていきます。

ステップ２
1
でも、減量といっても、これまでリバウンドの繰り返しだったしなあ…
2
そうかなぁ。でも結局戻っちゃったということは、やせない体質なんじゃないかなあ
それでも、何度も挑戦されたというのはすごいですよ
3
そんなことありませんよ
この人を見てください。この人も以前は「やせられない」って言い続けていたんですよ
へえ、そうなんだ。私もやればできるのかなあ

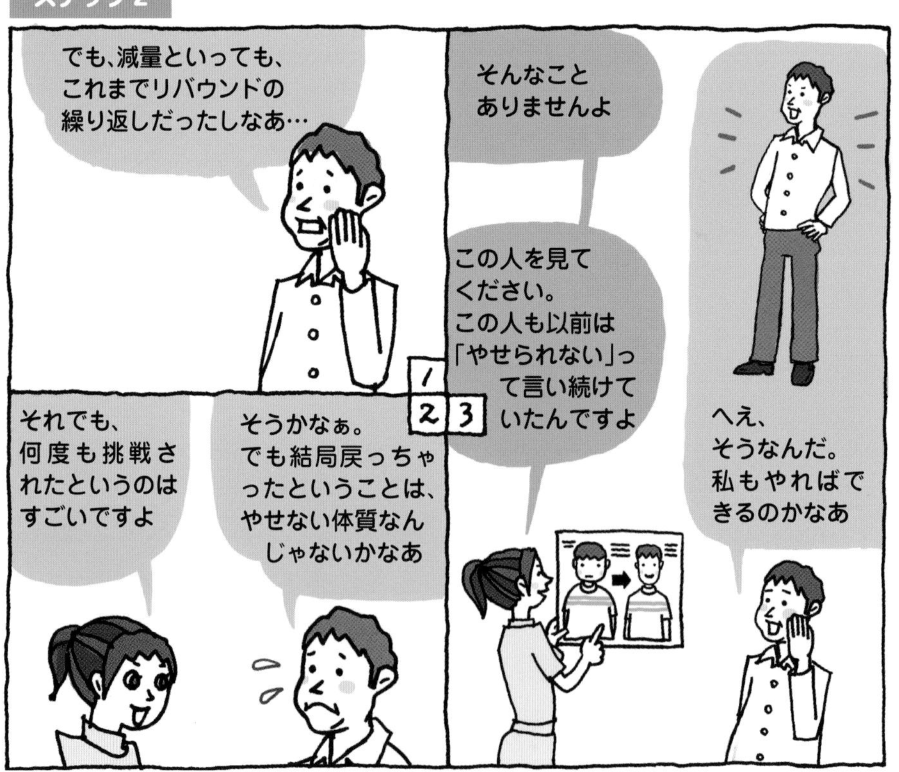

このステップ2のとき、やる気があることを確認するための同意書、あるいは宣誓書を書かせるということを、スタンフォード大学では提唱しています。たとえば、「私は禁煙プログラムに参加します。禁煙に取り組むことを誓います」といった書類に、患者さんとその担当ナースが署名して取り交わすということです。けれどもこの宣誓書に関しては、私も試してみましたが、日本人の感覚にはあまり馴染まないように思います。ですから患者教育のプログラムの開発研究をしたときには、途中でプログラムからはずしました。

ステップ 3 気づきを高める

ステップ1、2で、問題を特定し、「取り組んでみようかな」と少しやる気が見えてきたら、次は具体的にどうすればよいのかを導き出していきます。たとえば「食事に問題あり」と特定し、食生活を改善しようとは思ったものの、

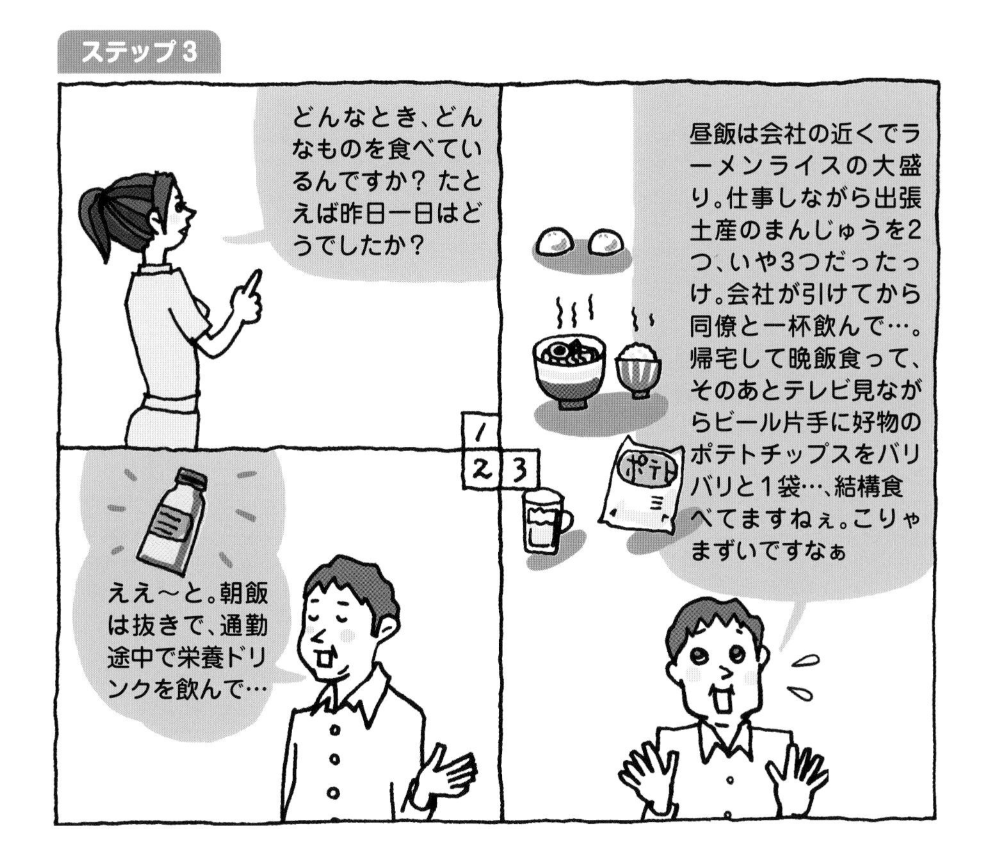

食事についての何をどう変えればよいのか。そこで、特定された問題について、もう少し掘り下げてもらう。これが「気づきを高める」ということです。「食事に問題あり」という大雑把な認識を食日記やチェックリストなどを利用して掘り下げ、具体的な問題項目を抽出していきます。

一日に何を食べ、何を飲んだかを全部書き出してもらうことによって、「自分が意識している以外にも、口に入っているものって、意外に多いんだな」という気づきにつながります。また、どういうときに食べているのか、どういうときに飲んでいるのかが見えてきます。ストレスが強まったときに、ついついコーヒーをがぶ飲みしていたり、テレビを見ながら何かを口にしていたりと、自分の食生活のクセがわかってきます。

自分をモニタリングすることで、さまざまな気づきがあり、問題行動を具体的に特定していけます。同時に、患者さんの「こういう行動はまずいな」「こういう行動は控えなければいけないな」という気持ちを強めることにもつながります。

ステップ 4 達成可能なプランを立てる

ステップ３までで、具体的な問題点が特定できました。たとえば食生活について何が問題かの「何」が特定できたわけです。そこでいよいよアクションプランの開発と実行に移っていきます。これがステップ４です。

このとき、患者さん本人が立案し、私たちはそれを援助していく、という姿勢が大事です。

ただ、自分でアクションプランを立てるということに、はじめは抵抗感を示したり躊躇（ちゅうちょ）したりする人が多いです。また、目標も自分でなかなか立てられなかったりもします。ですから最初はこちらが目標もアクションプランも提案することが多いでしょう。そういう場合はその案を押しつけず、「たとえば、こういうのではいかがでしょうか。できそうですか？」と問い返すこと。問いかけがあれば、「それならできそうだ」とか「それはできそうにない」と答えが返ってきますから、それを受けて案を練り直し、実現可能な目標とアクションプランに仕立てていくようにします。

こちらが提案しながらも、さも患者さんが自分で立案したかのように感じられるかかわり方をしていくと、患者さんの自信がつき、セルフマネジメント能力も養われていきます。そして、自立してくると患者さん自身でアクションプランを立てていけるようになるし、最終的には専門家の手を離れてセルフマネジメントできるようになります。

column

チェックリストを受け入れてもらうには

入院してきた患者さんに糖尿病についての知識を問うチェックリストを見せると、いやな顔をされるときがあります。初めて入院する人はともかく、何回も入院している人は「またか」とうんざりする。そもそも、「チェックされる」というのは、誰にとっても愉快なことではありません。何回か入院している人は、「何度も教育入院をしているのに、こんなことも知らないのか、この人は」などと思われたくないということもあるでしょう。ですから「あなたのために、このチェックリストを使うことが、意味がある」ということを理解してもらわないといけません。

私も、どういう言葉を使って患者さんに話したら、患者さんがいやな気持ちにならないかと、いろいろ考えました。たとえば、入院経験のある人にチェックリストを使うときには、「○○さんは教育入院の経験がおありなので、いままでも教育を受けてこられたと思いますし、ご自分のことで本を読んだりもされていると思います。今回、検査データが悪くなったために再度教育入院ということですが、何回か入院なさったことがある方にも、初めての方と同じように知識チェックというのをさせていただいているんです。すでに十分わかっている内容もあるとは思いますが、そういう内容については教育内容の重複を避けることができますし、もし不明確な知識があれば、私たちはそこに焦点を絞って話すことができます。ですから、あなたに合った教育をするための資料として活用したいのです」というように話していきました。

「病気のことだけを考えて生きているわけではないので、忘れてしまったり不明確になったりすることは誰にでもあります。私たちは仕事なので、このチェックリストにある知識は覚え込んでいますが、患者さんの場合はこれが仕事というわけではないので、まちがった知識をもっていても、恥ずかしいことでは全然ないわけです。ですから、あなたに合った援助の仕方を私たちが考えていくための資料にさせていただきたいのです」というもっていき方をすると、「ああ、なるほどね」と、だいたい抵抗なく受け入れてもらえました。

ステップ4

よし、まず毎日1袋は食べていたポテトチップスを週2回、それも5ピースにするゾ！
量と頻度をいっぺんに減らすのは大変だと思いますけど…
大丈夫！ でもこれをひと月続けられたら、ご褒美に食べ放題バイキングへ行くことにしよう！
そういうご褒美はダメです！

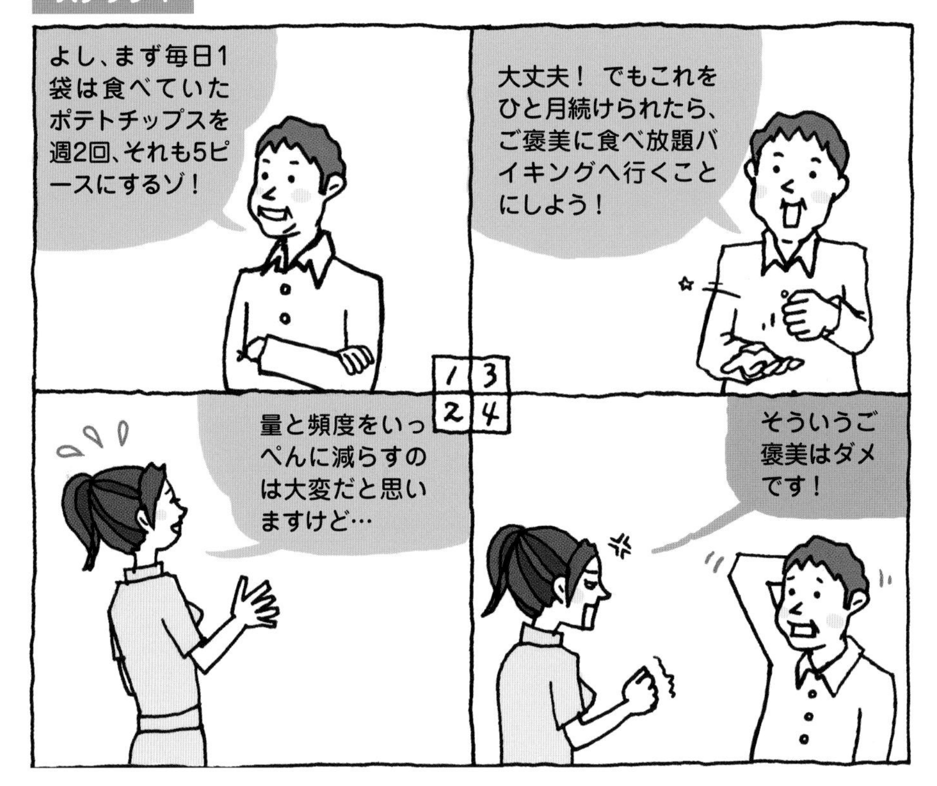

実現できそうなプランを立ててもらうためには、「知識・認識」「環境」「社会」という要素にも配慮する必要があります。

知識・認識については、患者さんの知識・認識を確認し、最新のもの、あるいはその人に適したものを提供していくようにします。

環境ということでは、刺激要因を見極め、その対策を立てていくことがポイントとなります。たとえば「アルコールを減らす」という場合、「お酒を飲みたい」と思うのはどういうときか、何が誘因になっているのか、友だちから誘われると飲みたい気持ちが高まるのだろうかと、「飲む」という行動を誘発させる刺激を特定し、対策を練るのです。

環境的な刺激については、「量」と「頻度」というコントロールの仕方があります。飲酒を例にとれば、「3合飲むところを2合で抑えよう」というのは量のコントロール、「週に3回飲むところを2回に減らそう」というのは頻度のコントロールです。そして量と頻度の両方を一度に減らすというのは大変なので、その人にとってどちらが楽か、達成しやすいか、ということで対策を考えていきます。

社会ということでは、ソーシャルサポート、つまり周りの協力を得られるかどうかがカギとなります。たとえば、食事制限をするにあたって家族が協力してくれるかどうか、アルコール制限に対して、飲み仲間の“強要”などがないかどうか、といったことになります。

このソーシャルサポートについては、「こんなこと、とても頼めない」と思い込んでいる人が結構多いです。ですから、「周りの人の協力を得ていく」ということもアクションプランのひとつになり得ます。また、何かロールモデルを見る、つまりモデリングになる人の協力を得て、その話を聞いたりすることなどもアクションプランの範疇です。

これらの要素を加味したうえで、実際の行動、すなわちアクションプランを考えていきます。繰り返しますが、このとき実現の可能性が高くて成功体験が味わえるような小さな行動プランを立てることが大事です。それから、患者さんには行動変容に必要な技術を身につけてもらうことになりますが、その技術、たとえば自己注射や血糖測定という技術を身につけること自体もアクションプランのひとつとなります。

また、モチベーションを維持できるよう、アクションプランが実行できたときは、自分に何かご褒美を出すということを盛り込んでもよいと思います。たとえば、いくつかのアクションプランを一覧表にして日にちを書き込み、○×△をつける。そして「全部に○がついたとき」とか「1週間できたとき」などにご褒美を出すことにするのです。

こうしてアクションプランができあがったら、行動処方箋として書式にします。

このように、患者さん自身がアクションプランを立てるのを援助していく、あるいはいっしょに考えていく、というのがステップ4です。

ステップ5 「行動」を評価する

目標とアクションプランができ、患者さんがそれを持ち帰りました。次回、来院したときは、プランを実践できたか、実践してどうだったかと、評価をしていくことになります。

入院中であれば4～5日ごとに評価できるかもしれませんが、外来の場合は

column

その人に合ったプランと評価の仕方

アクションプランに関して印象的な患者さんがいました。外来に通っていた50代の男性で、「僕はずっとお酒を飲んできた。毎日、日本酒3合とビール中瓶を2本。これを30年以上、365日続けてきた。でも、いままで健診で引っかかったことは一度もない。それが今回、肝機能と血糖値で引っかかり、ビックリして来た」ということでした。

最初の受診で栄養指導を受けて帰り、次に来たときには、「お酒を2合にし、休肝日も1日設けた」とのことでした。客観的には、まだビール2本と日本酒2合を週6日飲んでいるわけですから、多いです。でも本人は、「休肝日を設けて、量も2合に減らしたんです」と自慢気でした。それに対して医師は、「そうですか。じゃあ、もう少し減らして1合にしましょう」。患者さんはムッとして黙り込んでしまいました。

そこで、患者さんが退室したのを見計らって声をかけてみたのです、「お酒の頻度と量の両方を一度に減らしていますよね。休肝日を設けて、さらに飲む量を2合に減らした。30年来の大酒飲みとしては、これはすごく大変なことじゃないですか？」と。そうしたら、「まさにそうだ。周りも『いつまで続くやら』と言っている」と答えました。

聞けば、この人にとっての適量は3合だそうで、それを2合でやめるのがつらい。けれどもまったく飲まないのはさほど苦痛ではないそうです。ですから本人は、「休肝日を増やしていく。だけど、飲むときは3合まで飲む」、医者にそう言おうと考えていたそうです。ところが「もっと減らしなさい、1合にしなさい」と言われたので、「そんなことできない。俺が何年酒飲みを続けてきたと思っているんだ、この医者は」と腹が立ったそうです。

刺激のコントロールでいえば、この人の場合、「量を減らすのはつらく、飲むなら3合までは飲みたい。だから頻度（飲む回数）を減らす」というやり方が適しているのでしょう。また、本人にとっては頻度と量の両方を減らすという大変な行動を達成したのに、その評価がされず、「さらに酒を1合に減らしましょう」という性急な目標が提示されたということも言えると思います。

ちなみにこの人は、その次の受診では、量は2合に減らしたまま休肝日をさらに増やしていました。しかも「僕の計画では、飲む回数を週に2日までもっていきたいんだ」と言うので、その意志の強さに「すごいですね」と感心してしまいました。

ステップ5

看護師さん、
見てください、これ！
2kg減ってますね、すごいじゃないですか！
いやぁ、
昨日とおととい絶食したのがよかったようだ
あの～、そういう減量の仕方は問題かと…

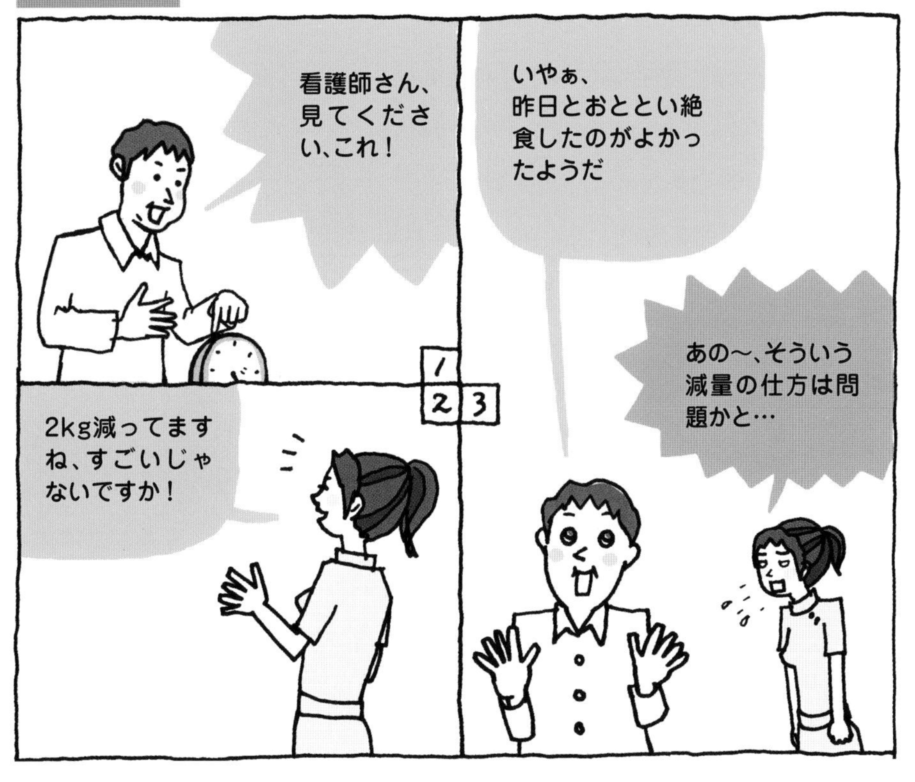

「次に来院するのは１カ月後」などということもあります。そういうときは、１週間に１度来てもらえるようなプログラムを用意するとよいでしょう。たとえば、患者さん５～６人で１グループをつくり、週１回×６回＝６週間コースの外来教育プログラムを行います。そうすれば１週間ごとにアクションプランの評価ができます。

評価では、成功体験を認め、自信をつけるように支援していくことが大事です。言語的説得によって自己効力を高めるようにしていくわけです。

目標が達成できていたら、ほめて、やる気を持続させる。問題は、うまくいかなかったとき、目標が達成できなかったときです。このとき、「あなたが失敗した」「あなたができなかった、ダメだった」という評価の仕方をすると、「私はダメだ」「もうできそうにない」と、自己効力が下がってしまいます。ダメだったときの評価は、「『あなた』ではなく、『プラン』がダメだった、妥当ではなかった」という評価にすること。これをよく覚えておいてください。「あなた」を変えるのは大変ですが、あなたのままで、できそうな「プラン」に変えるのです。

また、評価には「目標評価」と「行動評価」があり、忙しくてゆっくり話せないときなどは、目標評価、すなわち目標値だけを見て評価しがちです。体重とか血糖値とか、HbA1cといった数値だけで評価してしまい、行動を評価していないことが多々あります。たとえば目標どおり体重が3kg減っていた。目標は達成されています。けれども、3kg減らすためにどういうアクションをしたのかを尋ね、評価しなくてはなりません。なぜなら、アクションプランどおりに行動しなくても目標値をクリアすることがありうるからです。

「3kg減りました」と喜んでいるけれど、アクションを聞くと、プランでは運動と食事療法なのに、「週末、動かないで、水だけ飲んでゴロゴロしていた」。けれども体重は減ったし、医師も看護師も喜んでくれたため、患者さんは「このやり方でいいんだ」と勘違いしてしまう。こういうことは実際によくあるのです。ですからアクションをきちんと聞き、行動の評価も行わなければいけません。

目標が達成できていたら、とりあえず「よかったですね」といっしょに喜ぶ。そして「この目標を達成するために、どういう行動をしましたか? アクションプランは実行できましたか?」と尋ねる。もしアクションプランが実行されていなければ、そのリスクについて話していかなければいけません。「目標が達成できたのはとてもうれしいけれど、いまのお話を聞くと、そのアクションはちょっといただけません。筋肉が落ちて体脂肪率は落ちていない可能性があります。この間お約束した食事療法と運動療法によって脂肪を落とす方向で取り組まれたほうがよいと思います」と、きちんと伝えてください。

データ(目標)と行動の両方を評価する。そして問題があれば、その問題解決のためにプランを修正していく。これがステップ5です。

ステップ 6
逆戻りを防ぎ、行動変容を維持する

患者さんが徐々に行動できるようになってきたら、逆戻りを予防し、行動変容の維持を支援していきます。

ステップ6

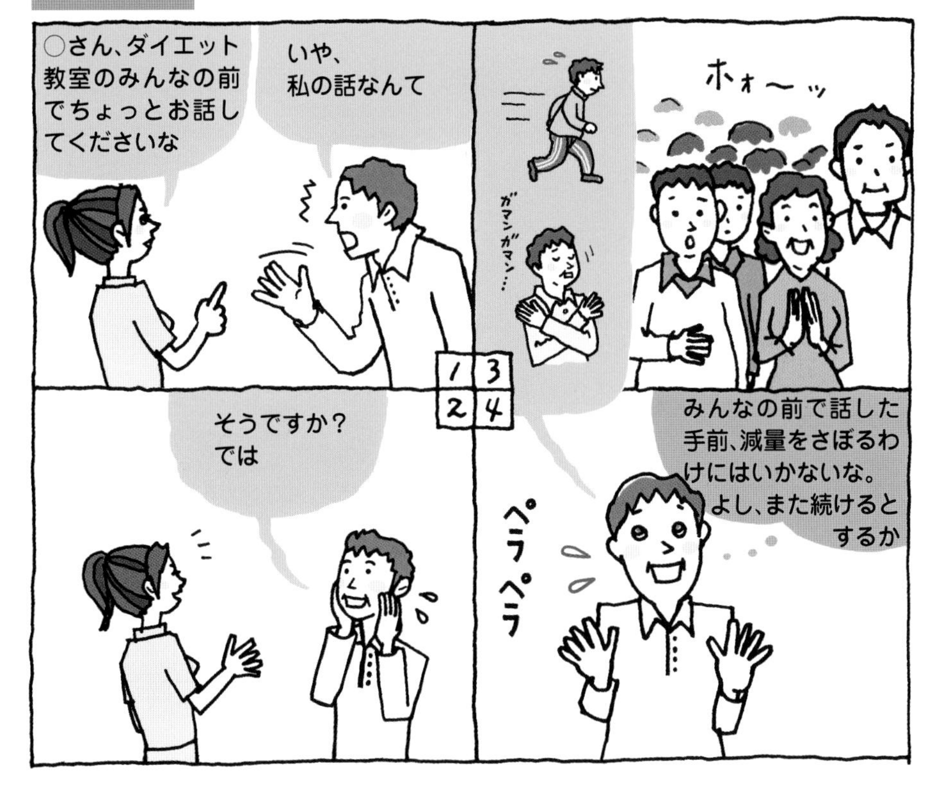

逆戻り予防のためには、「変えるべきこと」「避けること」「適用すること」、つまり「こういう状態のとき挫折しやすい、誘惑に乗りやすい」ということを明らかにし、そういう状態にならないための方法を考えていきます。

有効策のひとつとして、自分の気持ちや経験を公にするという方法があります。自己効力を高めるためにはモデリングが有効だとありましたが、逆に、自分が見られる立場になるということです。たとえば、患者会や患者教育のプログラムなどで、きちんと実行できている患者さんとして話をしてもらう。先輩患者あるいはちゃんとできている患者として話をするということになると、責任を感じるし、またそういう機会をもつことで「くじけそうになっていたけれども、やっぱり話した手前、がんばらなきゃ」と自覚したりします。病院内で広報誌やニュースペーパーを発行しているならば、そこに手記などを書いてもらってもよいでしょう。

それから、行動を維持できていることに対して報奨を与える。つまりきちんとほめること。これを忘れず行ってください。

行動を維持するためにはソーシャルサポートも必要です。たとえば、奥さまに、ご主人の行動を認め評価してくれるよう協力を求めることなどが考えられます。

それから、長期間のフォローアップを提供していく。私たち看護師は、きちんと行動できている人に対しては関心が薄れてしまう傾向があります。できていない人がたくさんいるわけですから、どうしてもそちらに目が向いてしまい、順調に行っている人には「もうできているんだから大丈夫」という対応になりがちです。けれども、たとえば禁煙だったら、１年ぐらいではまだ吸いたい気持ちと闘っている最中であったりします。だから、「１年も禁煙ができている。続いていてすごいですね」と、要所要所でちゃんと評価する場を設けることが大切です。

急がないことが大事

「目標が妥当で、アクションプランも順調に実行されている」となると、このまま継続するか、それとも少し目標を上げるかという話になりますが、そのときあまり性急にレベルアップを求めないようにしてください。「早く次の目標へ行かせたい」と急ぎ過ぎると、患者さんがついてこられなくなり、結局、元の木阿弥になったりします。現在の小さな達成を十分評価し、次の目標に進んでよいかどうか、もう少しこのまま続けたいかと尋ねる。あくまでも患者さんの意思を尊重していくことが大切です。

慣れてくれば、「もうちょっとアクションプランを上げないとデータも変わらないようだ」とか「もう少しがんばれそうだ」などと、患者さんは自分から言うようになります。そうしたときに、「じゃあ、次はどうしましょうか」ともっていってください。

それから、入院中はできていたのに、外来に移ったらできなくなったという人がたくさんいますが、これは当たり前です。入院中は守られた環境にあります。出された食事を食べ、メニューに従って運動し、データがよくなって気力もアップし、親切な看護師に励まされて「がんばろう」と思う。けれど、現実の生活に戻ったら、いろいろな障害や誘惑が出てきます。極端な話、「退院おめでとう。じゃあ、飲みましょう」などということもあります。現実の生活できちんと行動し続けるというのは、なかなか容易なことではないのです。

ですから退院するときに、「やります、がんばります」と言う人に、「じゃあ、楽しみにしています」ではダメなのです。そういう人ほど、実行できなくなったとき、「せっかく指導してくれた看護師さんに顔向けできない」と、顔を見せなくなります。ですから、「やる気になっているのを聞いて、私もうれしいです。でも、日常生活では大変なことがたくさんあって、続かなくなることもあると思います。１年経っても入院中と同じ生活をしている人って、まずいません。ですから、くじけそうになったときこそ顔を出してください。そういうときはまたいっしょに考えましょう」と約束しておいたほうがよいと思います。そうすると患者さんも抵抗なく相談に来てくれます。

私たち看護師は、糖尿病が慢性病であることに心し、患者さんを長い目で見ていく、患者さんとロングスパンでかかわっていく必要があります。ロングスパンのなかでは、患者さんの状況はいろいろ変わっていきますから、その状況に応じてこの６ステップ・メソッドをうまく使っていけたらよいのではないかと思います。

6ステップ・メソッドのポイント

1. いかに患者を参加させるかが大事。そのためには「患者が治療の主人公である」ことを、よく認識しておく。
2. 患者の自己決定に耳を傾け、話し合うことによって共同目標を立て、達成可能なアクションプランを立てる援助をする。
3. 評価の際には目標の達成だけを見ず、具体的な行動も評価する。
4. 看護者の価値観を押しつけない。また、誘導し過ぎないように注意する。

4-3 事例でワーク

自己効力を引き出す工夫をする

「こうすればよいのだな」と頭ではわかっていても、実際に患者さんを前にすると、思ったようには事は運びませんし、上手な言葉かけもなかなかできないものです。そこで、ワークをやってみましょう。以下に6ステップ・メソッドの各ステップに沿った事例を出してみました。患者さんのやる気や自信を引き出していくにはどんな言葉をかけていけばよいか、また、その言葉に対する患者さんのリアクションを想定し、どう返答していったらよいかを考えてみてください。患者さんのリアクションはさまざまに想定し、いろいろな展開を試みてください。

ステップ1のワーク
「問題を特定する」働きかけを考える

事例

「Aさんは55歳の男性。糖尿病歴10年で、教育入院歴もある。お酒がなかなかやめられず血糖コントロールはよくなったり悪くなったりを繰り返している。今回、手足のしびれが出現し、精査と血糖コントロール目的で入院となった」

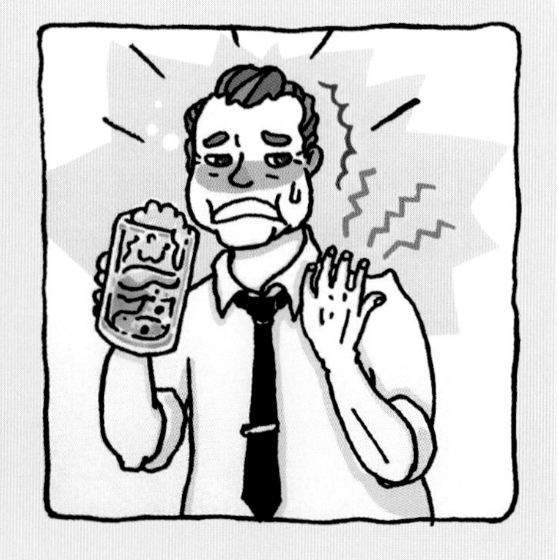

あなたはAさんの受け持ちになりました。せっかくの入院の機会なので、知識を確認したり、困っている

ことがあればいっしょに考えて解決していきたいと思いますが、どのように声をかけていきますか？

ステップ1では、問題が何かを特定していくわけですが、入院してきた人にいきなり「Xとは何か」とアプローチしていくのは無理です。ですから、自己紹介に始まって、次にどういう言葉かけをしていったらステップ1につなげられるかを考え、つながったらXについての情報を聞いていくようにします。

この人は働き盛りの男性ですから、「お忙しいなかを時間を割いて入院されるのは大変でしたね」というねぎらいの言葉、入院という行動そのものが評価に値するということを伝えるとよいのではないでしょうか。あとは、「手足のしびれの具合はいかがですか」「しびれについて何か思い当たることがありますか」など、Aさん固有の問題について問いかけ、返答を待つということからステップ1に入っていけると思います。

展開例

看護師　「はじめまして。今回、Aさんの担当になりました、○○と申します」

A　「ああ、どうも」

看護師　「お忙しいでしょうに、入院中、お仕事のほうは大丈夫ですか？」

A　「まあ、なんとか。上司に話したら、案外あっさりと休暇を取らせてくれましたよ」

看護師　「それはよかったですね。働き盛りの方は、ご自分から進んで入院しようとされないので、『その点、Aさんはすごい』って、みんなで言っているんですよ。ところで、今回はしびれが出たということですが、何か原因について思い当たることがおありですか？」

A　「う～ん、やっぱり飲酒のせいかなあ。1日に日本酒3合くらい飲んでいるから……」

看護師　「毎日3合となると少し多いかもしれませんね。Aさんは現在のしびれと飲酒とが関係していると自覚されているわけですね？」

A　「医者から忠告されていたからねえ」

看護師　「では、お酒をやめる必要があるとお感じになっていますか？」

A　「医者が言うんだから、やはりやめたほうがいいんだろうね」

看護師　「これまでにやめようと思われたことはなかったのですか？」

A　「何回かは、あったなあ。でも続かなかった」

看護師　「どうしてですか？」

A　「元来、酒好きなんだろうけど、飲みに誘われると断れなくってねえ」

看護師　「それはそうでしょうねえ。では、おやめになることは難しそうですか？たとえばこうして入院されている間はお酒は飲めないわけですよね？」

A　「そりゃ、そうだ。こうして飲めない環境にいれば飲まずにすむだろうなあ。でも帰宅したらどうだろう。自信ないなあ」

看護師　「飲まずに過ごすためには何がいちばんの要素だとお思いですか？」

A　「家に酒類を置かず、飲み友だちからの誘いもないってことかな、無理だろうけど（笑）」

看護師　「現在の血糖値を考えると、やはり少しお酒は控えられたほうがよいと思います。せっかく入院されたのですから、いっしょに解決策を考えていきませんか？」

ステップ 2 のワーク
「やる気を引き出す」働きかけを考える

事例

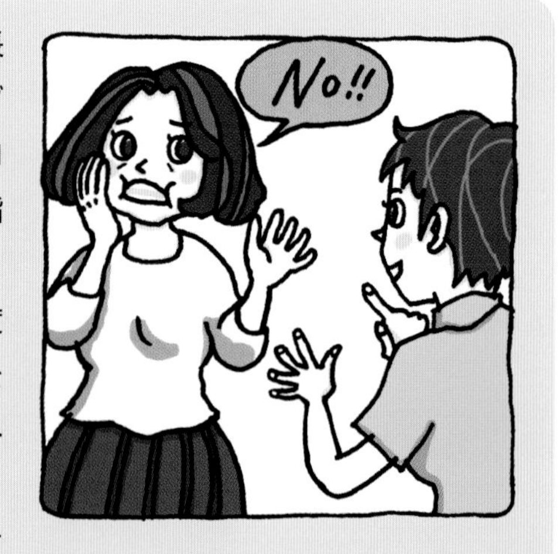

「Bさんは40歳の女性で、身長155cm、体重70kg。医師からダイエットすることで血糖がコントロールできると言われ、食事療法の指導を外来で受けたが、長続きせず、それでも自己流でダイエットに何度も挑戦し、そのたびにリバウンドを繰り返してきた人である。今回、外来で開催予定のダイエットプログラムへの参加を呼びかけたが、『どうせ私は一時的にやせても、またすぐ太るに決まっているわ』と、あまり乗り気で

はない」

Bさんの思い込みを崩し、やる気を引き出すにはどのように話していったらよいでしょうか？

ポイントとしては、①何度もダイエットに挑戦したことに対し、その努力を認める、②思い込みを解きほぐす、ということになるでしょう。

この人の場合、何度もダイエットに挑戦してきたわけですから、減量したほうがよいのだろうとは思っています。つまり結果予期は高いのです。けれども、何度も失敗してきたため、自己効力が落ちています。ですから、まず何度も挑戦してきた努力を認めることが大事です。

そして、思い込みを崩し自己効力を高めていくには、傾聴によってエンパワメントしていったり、「同じようにリバウンドを繰り返していた人が、このプログラムに参加して効果を上げているので、その人のお話を聞いてみませんか？」と、モデリングの手法を用いたりするとよいと思います。

展開例

看護師　「近々、外来でダイエットプログラムを開催するのですが、それに参加してみませんか？」

B　「無駄だと思うわ。だって私はこれまで何度もダイエットに挑戦してきたのよ。だけど、どの方法もリバウンドの繰り返し。だからそんなプログラムに出たってやせないだろうし、もしやせたとしても、どうせ一時的よ」

看護師　「リバウンドしたといっても、何度もダイエットに挑戦されてきたっていうことはすごいことですよ。どのような方法をとられたか、ちょっと聞かせていただけませんか？」

B　「朝食を抜いて１日２食という方法でしょ、週末に絶食するっていう方法でしょ、通販のダイエット食品でしょ、それから、ええっと……」

看護師　「ずいぶんいろんな方法で……。すごいですね。どの方法でもリバウンドしてしまったのですか？」

B　「どれも途中でくじけちゃったからねえ」

看護師　「なぜくじけてしまったんですか？」

B「どれもこれもお腹がもたないから……。通販のダイエット食品なんてスープ中心で、全然お腹の足しにならなかったわ」

看護師「運動はされなかったのですか？」

B「食事制限しているのに、運動なんかしたらますますつらいじゃないの」

看護師「でも、脂肪を落とすには適度な運動が効果的なんですよ。運動している人は基礎代謝が高まるので、同じ食事をしていても燃焼率がよいって、聞いたことはありませんか？」

B「あら、そうなの？ それは知らなかったわ」

看護師「そういうことも、このダイエットプログラムでは学べるようになっているんですよ。Bさんはこれだけがんばれる方なのですから、効率的で正しいやり方さえ習得すれば、今度こそダイエットに成功できると私は思うんですが……」

B「そうお？ じゃ、のぞいてみるだけでもいいかしら……」

ステップ 3 のワーク「問題を具体化する」働きかけを考える

事例

「ステップ2のBさんがダイエットプログラムに参加するようになった」

食生活上の具体的な問題点を抽出して気づきを高めるため、食日記をつけてもらいたいのですが、どのように話していったら、Bさんは積極的に食日記をつけてくれるようになるでしょうか？

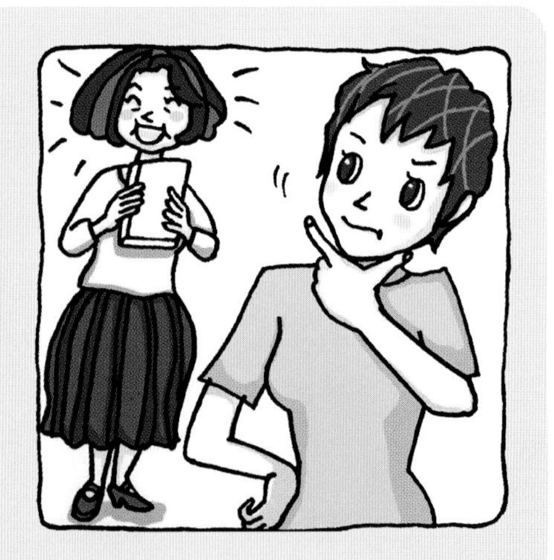

気づきを深めるために、食日記をつけてくれるように促していく場面です。「いつ、何を食べたかを人に見せるなんて、なんだか恥ずかしいわ」「そんなこ

とするのは面倒くさいわ」など、いろいろな反応を想定し、どう話を展開していけばよいか考えてみてください。

ポイントとしては、①食日記をつける目的と必要性を本人が自覚するように説明し、勧めていく、②書くことが苦痛そうでないかを見極めながら勧めていく、などがあげられます。

展開例

B 「食日記？ そんなのつける時間ないわ」

看護師 「なぜですか？」

B 「だって、私、パートだけれどお勤めしているし、家では子どもたちの世話とかあるし、手帳を持ち歩いて食べたものをそのつど記入していくなんて、とてもとても……」

看護師 「食日記といっても決まった形式があるわけではないし、厳密なものでなくてもかまわないんですよ。たとえば、夜お休みになる前に一日を振り返って『こんなものを食べたな』ってメモするだけでもいいし。要は、ご自分の食生活のクセを見つけていただきたいんです。食事内容に偏りがあったり食べ方に問題があったりすれば、それを改善するだけでもダイエットにはすごく効果があると思いますよ」

B 「それはそうだけどねえ……。でも私、面倒くさがりだから……」

看護師 「ではBさんのやりやすい方法を考えていきましょうよ。たとえば、こんなやり方はどうですか？」（と、案を提示していく）

ステップ 4 のワーク「達成可能なプランを立てる」働きかけを考える

事 例

「Cさんは 55 歳の男性。運動療法の必要性を聞いて非常に意欲的になり、毎朝 40 分程度のジョギングをし、スポーツクラブで週に 4 回は 2 時間ほど運動するというプランを考え、張り切っている。中学生のころまではスポーツ少年だったとのことで、すっかりやる気になっているが、大学卒業後はまったくスポーツをせず過ごしてきており、血圧とコレステロールが高めであるのも気になる」
　あなたはCさんに現実的なアクションプランに変えてもらいたいと考えました。どのように話していきますか？

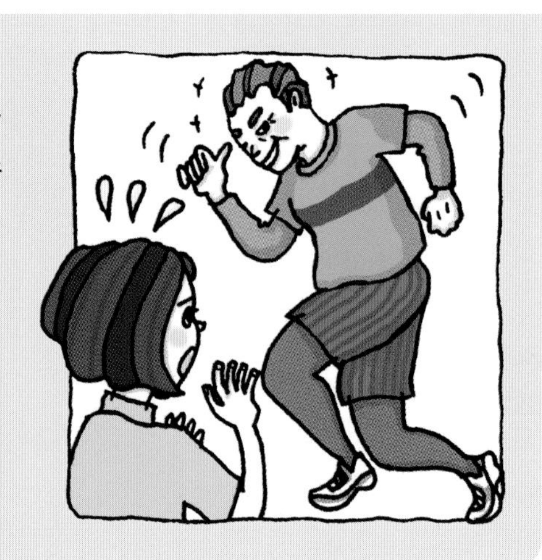

　こういうアクションプランには「待った」をかけなければいけません。でも、意欲的になっている点についてはきちんと評価してください。

　ポイントとしては、①意欲を認めていく、②「しかし、そういうプランではこういう結果を招いてしまいますよ」と、リスクやダメージを説明していく、③身近で手軽にできる小プランをいっしょに考えていく、④血圧とコレステロールが高いという点から、食生活についての問題も考えていく、ということになるでしょう。

展開例

看護師　「Cさんのプランを見せていただきました。とても具体的な内容になっていますね」

C　「そうでしょう？ いやもう、なんだかやる気が出てきちゃって」

看護師　「Cさんがこんなにやる気になっておられて、私もとてもうれしいです。でも私としては、血圧も気になりますし、毎朝のジョギング40分に加えて週4回もジムに通うというのは、少しがんばり過ぎのような気がします。お仕事にもご支障が出るのではありませんか？」

C　「う〜ん、そう言われてみると、これまでより40分も早起きするのはつらいかなあ。スポーツクラブの会費も結構高いし」

看護師　「最初はもっと軽いメニューから入ったほうがよいと思いますよ。まずはウォーキングなどでお体の調子やどの時間帯だったらお仕事と両立するかを見ていったりされてはどうでしょうか。運動療法は続けることが大事ですから、物足りなく思われるかもしれませんが最初は軽めにして、徐々にレベルアップしていったほうがよいと思いますが」

C　「そう言われてみれば、そうですね。では、ちょっとプランを練り直してみますか」

ステップ 5 のワーク「評価の仕方」を考える

事例

「Dさんは50歳の女性である。運動する習慣がまったくなかったので、前回の面接では、最初は駅までの行き帰りで1つ先のバス停を利用することで歩く習慣をつけるというアクションプランを立てた。晴れた日にはプランどおり1つ先のバス停まで歩いているが、雨の日には最寄りのバス停を利用してしまったと報告してきた。最近、暑くなってもきた。HbA1cの値は横ばいのままである」

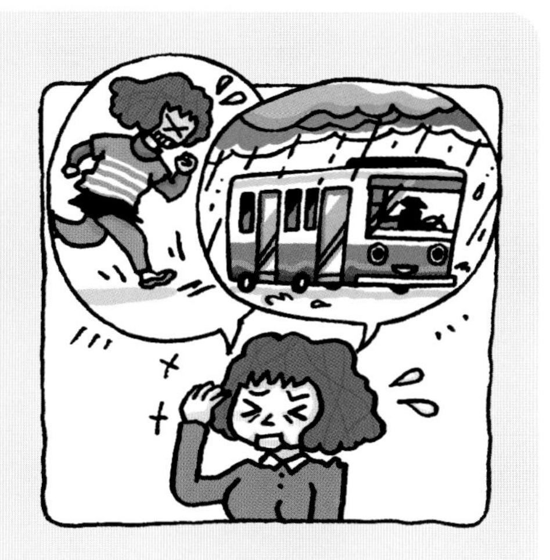

評価をしてアクションプランを立て直したいのですが、どのように話していきますか？

この人は、運動習慣がなかったので、まずは「駅までの行き帰りに1つ先のバス停を利用することで歩く習慣をつける」という小さなプランを立てたわけです。そして実際には、晴れた日はプランを実行したけれども、雨の日にはできませんでした。このプランは、雨の日を考慮していなかったわけで、雨の日、また暑い日のことも加味したプランに立て直す必要がありそうです。

それから、データが改善していないことについて、本人はどう思っているかを聞いていく必要があります。データがよくなっていないことでやる気がうせているならば、「ここはちょっとがんばりどころ」ということで、プランを実行していることを評価し、くじけないように「データが変わっていなくても、運動を続けているということで、心筋梗塞のリスクは確実に減るといわれています。ですから運動を続けているということは、とても意味のあることなんですよ」などと励ましていきます。そして雨の日や暑い日にも行える運動プランを考えていくことになるでしょう。

ポイントは、①プランを実行していることを評価する、②データが改善されていないことでやる気がうせていないか確認する、③本人の考えを聞き、不満や無理な点があればプランを立て直す、④雨の日や暑い日でも継続できそうなプランに修正していく、ということになります。

展開例

看護師「この1カ月の間、晴れた日はプランどおり、1つ先のバス停まで歩いておられた。ちゃんと続けられたということですね、よかった」

D「ええ、でも雨の日は家のそばの停留所を利用してしまったんですよ、ぬれるのがいやで……」

看護師「プランを立てるとき、雨の日のことは頭になかったですものね。これは私も気がつかず申しわけなかったと思います」

D「いえいえ、看護師さんに謝ってもらうなんて、そんな……」

看護師「いえ、専門家として知恵が足らなかったと思います。ところで、データはひと月前ととくには変わっていませんが、Dさんはどうお考えですか？」

D「バス停1つぶん歩くっていう程度の運動しかしていませんし、雨の日などはそれもできなかったし、仕方ないかなと思いますけど」

看護師「そうですか。少しの運動でも、毎日続けることで習慣になっていくことが非常に大事ですから、ぜひこれからも続けていただきたいと思います」

D「わかりました」

看護師「では、プランを練り直してみましょうか。夏も近いですから、雨の日だけではなく、暑い日にもできる運動を考えていきましょう」

ステップ 6 のワーク
「逆戻りを防ぎ、行動変容を維持する」働きかけを考える

事例

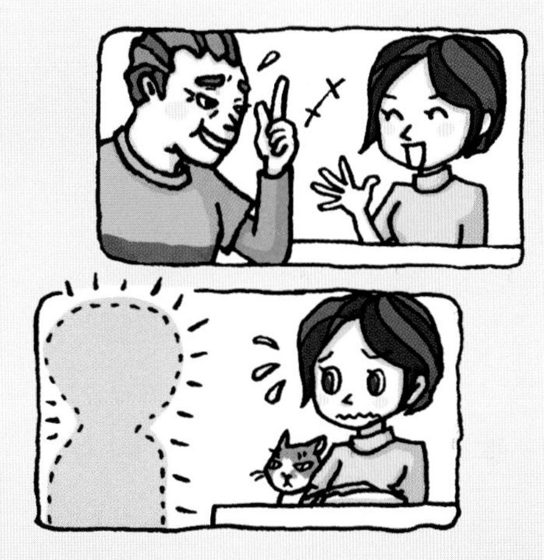

「ウォーキングから始めたCさんは、その後、順調に運動療法を続け、半年後には毎朝20分の軽いジョギングを行う習慣が身についた。Cさんは、『運動しているときの爽快感がたまらない』と、適度な運動を楽しんでいるようである。血圧やコレステロールも正常値を維持できるようになった。そんなCさんが、1年経ったころからぷっつりと外来に顔を見せなくなった」

Cさんを担当していたあなたは「もう大丈夫だろう、自分で生活をコントロールできているのだろう」と思う反面、急に音信がなくなったことで不安も感じます。Cさんの現状を知るためにどんな働きかけが考えられますか？

私たち看護師は「もう大丈夫、セルフマネジメントできるようになった」という患者さんに対しては関心を失いがちです。けれども、食事療法にせよ運動療法にせよ、生活をコントロールし続けるのは誰にとっても忍耐がいり、ときにはくじけたり、くじけそうになったりします。ですから、「続いているな」と思える患者さんにも適宜、励ましやねぎらいの言葉をかけ続けていくようにしたいものです。

Cさんのように音信が途絶えた、外来に来なくなった患者さんのなかには、行動変容を続けている人もいれば、なんらかの原因でそれまで続けていた行動をやめてしまっている人もいます。外来に顔を見せなくなった患者さんに対してはフォローしなくてよいのか、フォローするにはどういう方法があるかということを考えてみてください。

展開例

こういう患者さんに対し、再度コンタクトを図ってフォローするという体制を整えている施設も見られますが、そうでない場合は、個々の看護師が工夫していかなければいけません。

たとえば電話やハガキで、Ｃさん本人あるいは家族に様子を聞いてみるという働きかけが考えられます。ハガキなら、年賀状や暑中見舞いというかたちで出すと、抵抗なく返答がくる可能性が高いと思います。

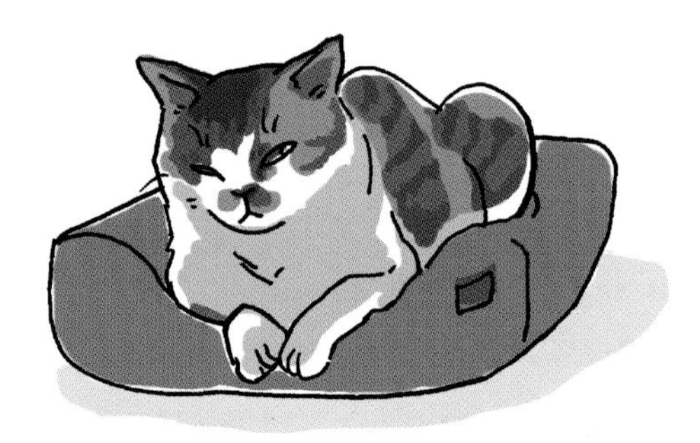

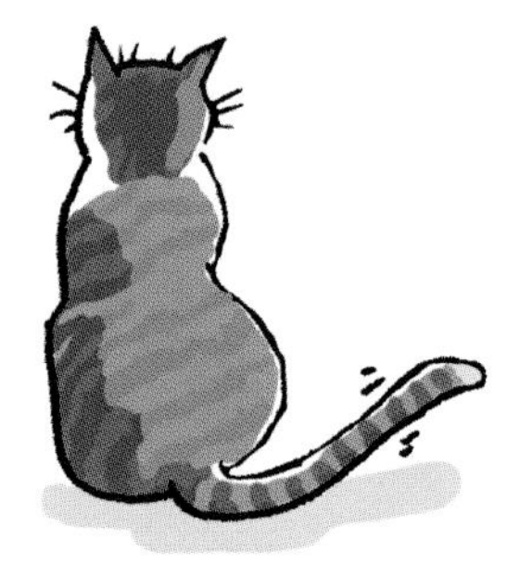

第5章

学習援助型アプローチの提案

「患者主体」がセルフマネジメントの自覚を促す

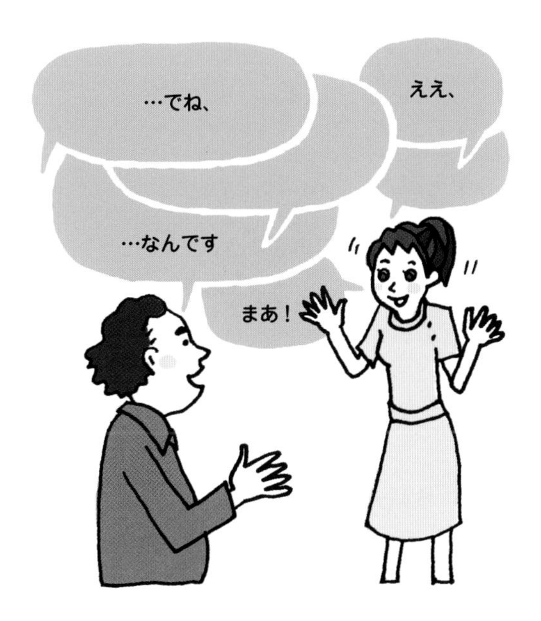

5-1 学習援助型アプローチ

患者主体のかかわり方に徹する

セルフマネジメント、エンパワメント、自己効力は個々独立したものではなく、関連し合っている概念です。つまり、「患者さんがエンパワメントされ、自己効力を高めていくことによって、セルフマネジメント能力が身についていく」ということです。そして私たち看護師は、患者さんがたどるこの過程を上手にサポートしていかなければなりません。そこで最後に、これらをトータルに整理した私のオリジナル案「学習援助型アプローチ」をご紹介したいと思います。

学習援助型アプローチのポイント 1 共同目標を確認し、話す機会をつくる

まず、機会をとらえて患者さんの話をじっくり聴きます。このとき、「あなたのことを心配しており、何か専門家としてお手伝いできたらうれしいと思っている」と、自分は専門家として患者さんがセルフマネジメントできるようになるための支援をしたいと思っていることをきちんと伝えます。これは、「セルフマネジメントを目指す」という共同目標を提示し、お互いに確認するということを意味しています。

ただ、こういう発言はお節介と受け取られることもあり、「今日は薬をもらいに来たのであって、看護師さんと話したいと思って来ているわけじゃない」などと言われることがあります。それでも、自分の姿勢をきちんと伝え、折を見て話を聴かせてほしいと意思表示しておくことが大事です。

学習援助型アプローチのポイント

1 共同目標を確認し、話す機会をつくる

- 専門家として患者がセルフマネジメントできるようになるための支援をしたいと思っていることを伝え、話を聴かせてくれるよう促す（共同目標の確認）。

2 患者の気持ちの理解に努め、個別性に対応したアプローチを行っていく

① 聞いて確認していく内容

- 患者の「できそうにない」という気持ちや病気に関連した過去の経験などを共感を交えながらよく聴く（傾聴、共感）。
- 現在困っていることや気になっていることがないかを聞く。あるいは患者の反応から推測し、確認していく。
- 患者の「強み」を見つけていく。
- 患者がいまの状態をどうとらえているか（「状況－結果予期」）、どのような行動をとったら状況が改善すると思っているか（「行動－結果予期」）、その行動を実行できそうか（「効力予期（自己効力）」）を聞いていく。

② 結果予期への対処の仕方

- 間違った思い込みによって「状況－結果予期」あるいは「行動－結果予期」が下がっている場合：違う視点を示す。ときには論破（リフレイミング）する必要もある。
- 「状況－結果予期」が下がっている場合：いまの状態のままでいるとどのような結果になるかという認識を高める（正確な「状況－結果予期」を高める）。
- 「行動－結果予期」が低い場合：行動を変えればよい結果をもたらすという期待感を高める（「行動－結果予期」を高める）。

③ 自己効力を高めるための対処の仕方

- 患者が成功体験をもてるようなアクションプランを立てるよう援助する。
- 直接体験できないときは、モデリング経験ができるよう援助する。
- 努力やできたことをきちんと評価していく。
- 過去の成功体験を思い出してもらう。ポジティブシンキングやリフレイミングの考え方を活用する。

3 患者の立場に立ち、「社会」に働きかける

- 家族や会社の同僚など、患者の属する社会に対し、患者の立場を擁護し協力を求めていく。

学習援助型アプローチのポイント 2
患者の気持ちの理解に努め、個別性に対応したアプローチを行っていく

1 聞いて確認していく内容

ゆっくり話せる場ができたら、患者さんの話を傾聴し、共感を示していきます。患者さんの「なんで私はできないのだろう」というジレンマや病気に関連した過去の経験などを、批判を交えないで聴いていきます。

そして、何か困っていること、気になっていることがないかを確認していきます。このとき、患者さんが進んで話してくれる場合はよいのですが、なかには口の重い人もいます。そういうときは、患者さんの反応から推測し、確認していかなければいけません。たとえば、禁煙や食事制限を行っている患者さんのほとんどが「口がさびしい」などとこぼすなかで、「この人は何も言わない」。「何も言わないのだから大丈夫なのだろう」ではなく、「何も言わないけれど、どう思っているのだろう」と考え、聞いていくことが大切です。上手な働きかけができれば、「いや、もう慣れました」とか、「たしかに大変で、こんな苦労をしています」などという言葉が返ってきて、それが糸口になり、患者さんの心境や気になっていることが見えやすくなります。

心境や気になっていることを確認するとともに、患者さんの強みを見つけ、それを口にすることで自信につなげていくようにします。「あなたの利点を私はちゃんと見ていますよ、わかっていますよ」ということを言葉にする。「データを見ると体重が増えないようにずいぶんとがんばっておられるようですね」などと、よいところを見つけたら言葉にして伝えてみることです。そうすると患者さんは、がんばっていることを見てくれているのだなと感じますし、「いやいや、それほどでもないんですけれど」と、話しやすくもなります。

それから、いまの状況をどうとらえているのか（「状況－結果予期」）、どのような行動をしたら状態が改善すると思っているのか（「行動－結果予期」）、そして、その行動をできそうに思っているか（「効力予期（自己効力）」）を聞いていきます。

私たちは、「この状態ではダメだから、こうしなさい」と指導しがちです。けれども、患者さん自身が現状をダメだと思っているかどうかは聞いてみない

とわかりません。「父親が平気だったから、自分も少しくらい無茶なことをしても大丈夫だろう」などと思っている場合は、いまの状況を悪いと思っていないわけですから、そのままでは行動は変わりません。

また、いまの状態ではまずいと思っているけれども、「どういうふうに行動を変えればよいのかわからない」、あるいは「看護師さんが勧めるその行動にはあまり意味がないのではなかろうか」などと考えていれば、やはり行動は変わりません。

さらに、「いまのままではいけない。行動を変えれば改善するだろう」と、そこまではわかっているけれど、「その行動を自分はできそうにない」と、効力予期（自己効力）が低い場合も行動を起こしにくいです。

2 結果予期への対処の仕方

結果予期が低い場合は、その意識を変え、行動変容の意義を自覚してもらわなければなりません。まちがった思い込みが結果予期を下げてしまっている場合は、その思い込みをなくすよう、違う視点を示していきます。いまの状態を続けるとどういう結果を招くかということを、患者さんがあまり認識していなければ、その認識を高めるアプローチになります。たとえば、「これは食べる量が問題なのかな」と患者さんが気づいたとき、その認識を高めるために、「じゃあ、食日記をつけてみませんか？」などと提案し、病気への認識を高めてもらうようにします。どう行動すればよいかがわかっていない場合は、こちらの「持ち札」を提供して、「こういうふうにすれば少しよくなると思いますが、いかがでしょう。こういうことはできそうですか？」と、達成できそうなアクションプランの立案を援助していくとよいと思います。

3 自己効力を高めるための対処の仕方

結果予期は高い、あるいは高まったけれども、効力予期（自己効力）が低ければ実行には至りにくいです。そこで、成功体験を味わってもらうとかモデリングを活用するなど、第4章で説明した4つの情報（126ページ参照）で自己効力を高めていきます。

学習援助型アプローチのポイント 3
患者の立場に立ち、「社会」に働きかける

患者さんの所属する「社会」に対してもアプローチをしなければならない場面が出てきます。たとえば会社勤めをしている人で、薬が出ていなくて食事と運動療法だけで定期通院している場合、会社の人から「この忙しい時期に怠けている」とか「薬ももらわないのになぜ通院するのか」などと、冷ややかな扱いを受けていることがあります。あるいは「『糖尿病なんてぜいたく病だ』と義父母から揶揄(やゆ)されている。夫の協力も得られない」などという場合もあるでしょう。1型糖尿病の子どもが、低血糖予防のためにおやつを食べることに理解が得られない学校ということもあるかもしれません。

日本人の場合、こうした「社会」がネックになって行動が変わらない、続かないことが非常に多いです。ですから、話を聞いていき、必要ならば私たち看護師が会社の上司や家族や学校の先生と話をして協力を求めなければいけない場合があります。

以上が本書で語ってきたさまざまな理論、アプローチ法を一連のプロセスにまとめたものです。患者さんの状態はさまざまですから、必ずしもこの流れどおりに事は運びません。けれども、患者さんのセルフマネジメント能力を引き出していこうとするとき、これらの項目が非常に有用になってくると思います。

5-2 学習援助型アプローチの展開例

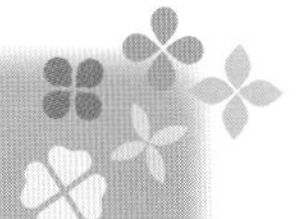

自分ではなく相手に語らせる

アプローチを比較してみよう 1
結果予期を意識した言葉かけと患者さんに語ってもらう

事例

Aさん。50歳の女性。2年前に2型糖尿病と診断され、おもに食事療法で症状は安定していた。しかし半年前に仕事仲間と小さな会社を興し、共同経営者として働くようになってから、データが不安定になってきた。仕事上のつきあいで外食が増えているのが原因らしい。そうしたAさんに、会社勤めのご主人が先日、外食が増え家事が滞っていると小言を言ったことから口論になったという。会社がまだ軌道に乗っていないこともあり、Aさんはクサクサしている様子である。

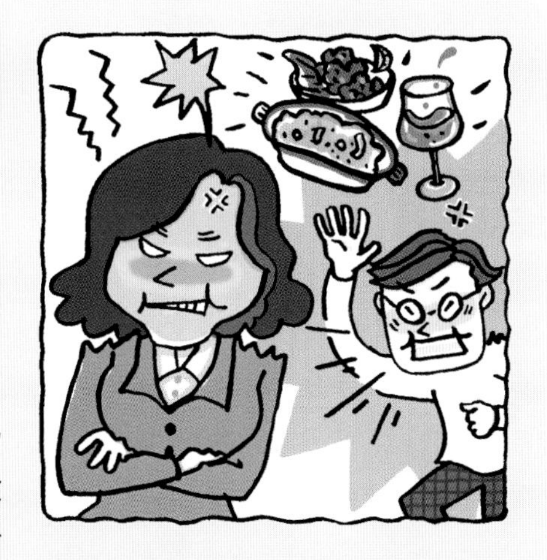

この事例についての2つのアプローチを比較してみましょう。

アプローチ1

看護師　「ご主人とけんかされたそうですけど、その後、落ち着かれましたか？」

A　「もういいんです。どうせ主人には会社での私の状況なんてわかりっこないんですから」

看護師　「それはどういうことですか？」

A　「だいたい仲間と会社を興すって話が出たときから、そうなれば外でのつきあいも増えるってわかっていたはずなのに、いまさら家事うんぬんなんて……」

看護師　「Aさんの生活が不規則になっているから、①お体を心配しているんですよ。実際、外食が増えてデータも悪くなっていることですし、なんとか外食の回数を減らすことはできませんか？②」

A　「だって、いまは会社にとって大事な時期だし、お得意さまとのおつきあいをむげにはできませんよ」

看護師　「でも、ご自分のお体のほうが大事ではないですか？③この際、取引先の方などにもご病気のことをお伝えして、お酒の席などは極力控えていただけるよう協力してもらうべきですよ④」

A　「そんなこと言われたって……」

①否定、②説得、③否定、④説得

アプローチ2

看護師　「ご主人とけんかされたそうですけど、その後、落ち着かれましたか？」

A　「もういいんです。どうせ主人には会社での私の状況なんてわかりっこないんですから」

看護師　「ずいぶんお気持ちが混乱されているみたいですね。そのあたりのことをちょっと話していただけませんか？①」

A　「つきあいが増えて家事もいままでのようにはこなせないだろうってことは、会社を興す話が出たときから主人だってわかっていたはずなんです。それをいまさらグチグチと……。経営者にとってお得意さまとのおつきあいが大事なのは、あの人だってサラリーマンなんだからわかっているでしょうに」

看護師　「それはそうですよね。私にはAさんのお仕事のことはよくわかりませんが、経営者となるといろいろ大変なことがおありでしょうね。②そんななかで、Aさんはこれまでずいぶんがんばってこられて、③そのへんはご主人も認めておられるのではないですか？」

A 「まあ、以前は結構ねぎらってくれていたわよね」

看護師 「お仕事上のおつきあいと食事療法とを両立させるために、何かよい方法はないでしょうか④」

A 「どうでしょう……。私だって病気のことが気にならないわけじゃないけれど、数名とはいえ社員も抱えていて、経営者としてがんばらないといけないし……」

看護師 「共同経営者の方とか社員の方は、Aさんのご病気についてご存知ないのですか？⑤」

A 「共同経営者は知っています。でも、日ごろ私は病気についてあれこれ言わないから、たいしたことないって、忘れてるんじゃないかしら」

看護師 「では、その共同経営者の方に食事療法のことを話されてみてはいかがですか？ 何か具体的な対策が見つかるかもしれませんよ⑥」

A 「そうねえ。実はこれこれこうなんだって言ったら、お得意さまとの酒席でもうまくフォローしてもらえるかもしれないわね。そうね、一度相談してみようかしらね⑦」

看護師 「よい案が出てくるといいですね。次回、また聞かせてください」

①傾聴、②共感、③強みの意識化、④「行動－結果予期」の確認、
⑤「状況－結果予期」の確認、⑥アクションプラン立案の援助、
⑦アクションプランの承認

問いかけて患者に語らせる

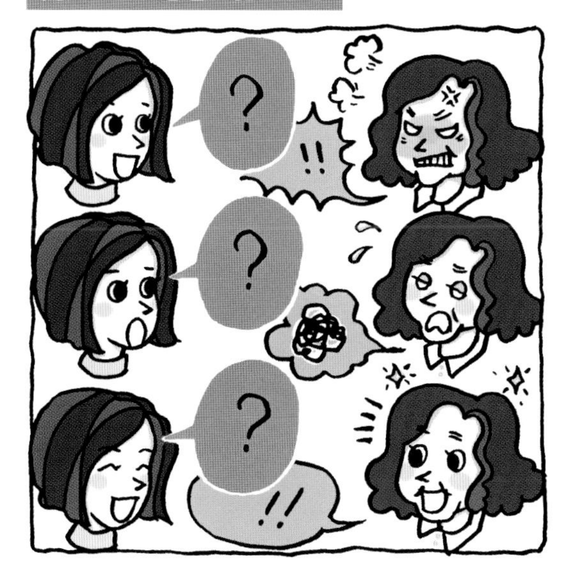

解説

従来の医学モデルでは、アプローチ1のようなやりとりをしてきたのではないでしょうか。看護師は一生懸命説得するけれども、患者さんは「でも」とか「だって」と反発し、看護師はその反発にさらに反論していく。こういうやりとり

では、会話は平行線に終始してしまいます。

もっとも、説得が効果を生むことはあります。無視されるのに比べれば、関心をもたれているわけですから、「説得してくれるぐらい私に関心をもってくれている」とうれしく思い、「それだけ気にかけてくれて……。私もそうしないといけないと思っていたのです」というふうに会話が発展していくこともあります。ですから、説得をして患者さんが変わる場合は、もちろんそれでよいのです。

けれども、がんばって説得をしても、患者さんが「でも」とか「だって」と反発ばかりするときには、患者さんか看護師のどちらかが意識的に会話を変えていかなければいけません。そして、そうするのは看護師側の役目ではないかと思うのです。

アプローチ２のやりとりは、学習援助型アプローチを想定したもので、「状況－結果予期」とか「行動－結果予期」を意識して言葉をかけています。そして大事なことは、患者さんに語らせているという点です。アプローチ１では、看護師が答えを言って説得している。アプローチ２では、全部問いかけている。ここが大きな違いです。

アプローチを比較してみよう 2
治療同盟を結ぶための情報提供やストレスマネジメント支援

事例

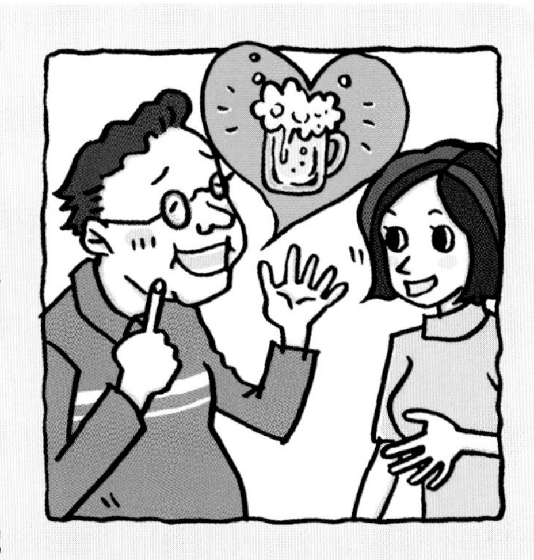

Bさん（55歳、男性）は、糖尿病歴10年で、教育入院歴もある人です。お酒がなかなかやめられず血糖コントロールは良くなったり悪くなったりを繰り返しています。今回、手足のしびれが出現し、精査と血糖コントロール目的で入院となりました。お酒をやめようと決意されているようですが、入院前も「最後だから」と飲んできたと言います。また、冗談のように「お酒は飲まないようにって指導されるけど、お酒を飲むと血糖が下がるんでしょ？ ある程度は飲んだほうがいいんじゃないの？」と質問してこられました。

このようなBさんに対し、どのようにアプローチしたらよいでしょうか。

アプローチ1

看護師　「はじめまして、Bさん。私は受け持ちの○○です。よろしくお願いします」

B　「こちらこそ。さっそく質問があるんだけどいいかなあ」

看護師　「はい、よろしいですよ」

B　「お酒を飲まないようにって指導されるけど、お酒を飲むと血糖が下がるんでしょ？ ある程度は飲んだほうがいいんじゃないの？ お酒は百薬の長っていうしさ」

看護師　「Bさんは主治医からお酒をやめるようにと指導されていますよね。その理由はご存知ですか？①」

B 「だから、少しくらいはかえって飲んだほうがいいんじゃないかって思って、質問したんだけど……」

看護師 「Bさんはいまのご自分の血糖コントロール状態はご存知ですよね②」

B 「知ってるよ。受診のたびに主治医から教えてもらっているからね。最近では、HbA1cが8%以下にならなくて困っているんだ」

看護師 「Bさんはアルコールがお好きなようですが、おつまみとかもたくさん食べているんじゃないですか？ アルコールそのものより、おつまみでカロリーオーバーになることが多いんですよ③」

B 「そんなに飲んでないよ。つまみも控えるように注意しているし……」

看護師 「そもそもアルコールは7.1kcal/gと高エネルギーで、エンプティ・カロリーといって栄養的価値がないんです。毎日の摂取は肝臓の脂肪蓄積作用や肝細胞の障害作用の原因ともなりますので、④最低週2回は飲まない日をつくる、つまり休肝日が必要なんですが、Bさんは飲まない日がありますか？」

B 「最近は注意しているからそんなに飲んでないよ。それに飲む日はご飯を少なくしているから、カロリーには気をつけてるよ」

看護師 「お酒は食品交換表の表1の食品との交換はしないんですよ。⑤わかってますか？ お酒を飲むから、ご飯を減らすというのはまちがいなんです。⑥飲酒時のおつまみがカロリーオーバーにつながることも多いですし、低血糖の誘因としてアルコールが影響することもありますし……」

B 「低血糖というか、アルコールは血糖を下げてくれるんだろ？ だったらいいんじゃないの？」

看護師 「アルコールは肝臓での糖新生を抑制するので、低血糖を起こしやすいんです。低血糖から回復する能力も低下させるので、Bさんのように血糖降下薬を飲んでいる人がアルコールを飲むのは危険なんですよ。血糖が下がるからよいなんてことじゃないんです。ここのところはしっかりと理解していただかないといけません。わかってもらえましたか？⑦」

B 「……わかったよ」

看護師 「手足のしびれが出ているってカルテに書いてありましたが、アルコールのせいではないんですか。やめないともっとひどくなりますよ⑧」

B 「わかってるって……」

①②③否定および否定を含んだ質問、④⑤専門的すぎる説明、⑥否定、⑦威圧的な指導、⑧脅威を与える指導

アプローチ2

看護師「はじめまして、Bさん。私は受け持ちの○○です。よろしくお願いします」

B「こちらこそ。さっそく質問があるんだけどいいかなあ」

看護師「はい、よろしいですよ」

B「お酒を飲まないようにって指導されるけど、お酒を飲むと血糖が下がるんでしょ？ ある程度は飲んだほうがいいんじゃないの？ お酒は百薬の長っていうしさ」

看護師「Bさんはお酒がお好きなんですか？」

B「医者からは飲まないようにって指導されるんだけど、なかなかやめられなくてね。そしたらこの前、お酒を飲むと血糖が下がるって聞いたもんだから、そりゃいいやと思って、確認しようと思ってたんだ」

看護師「お好きなお酒を飲んで血糖コントロールができるんならいいと思われたんですね①」

B「そうなんだよ。だけど、医者が飲まないようにって言うからには理由があるだろうから、聞こうと思ったんだよ」

看護師「疑問に思ったことをこうして確認していただくことはとてもよいことです。②ちゃんと納得して療養行動をとっていただくことがとても大切なんです」

B「外来だとなかなか気になっていることも聞けないだろ。入院したら聞こうと思ってたんだ」

看護師「アルコールは糖尿病の人にとって低血糖の危険をもたらす飲み物なんです。なぜかというと、アルコールは肝臓がブドウ糖を作って血中に出すことを妨害するんです。Bさんのように血糖降下薬を服用したり血糖値をコントロールするためのインスリン注射を使用している人が飲酒すると、アルコールの作用と二重に血糖値を下げることになってしまうんです。それで薬やインスリンの効き目が長引いて血糖を大幅に下げることがあるんです。③だから、血糖値が下がって血糖コントロールがよくなる

ということではなく、かえって低血糖の危険が出てくるということなんです」

B 「なるほど。そういうことだったんですね」

看護師 「血糖値が高い人すべてに禁酒が必要ということではないのですが、Bさんの場合は手足のしびれが出ているので、医師はアルコールをやめたほうがよいと言っているだと思います。糖尿病による神経障害にアルコールによる末梢神経障害が加わって手足のしびれが増強してしまうのが心配なのだと思います」

B 「アルコールはなかなかやめられなくて困っているんだよ。でも、手足のしびれがひどくなったから、今回はなんとかやめなくちゃとは思っているんだ」

看護師 「そのBさんのやる気を応援したいと思います。どうしたらアルコールがやめられるかをいっしょに考えましょう④」

B 「ありがとう。心強いよ」

①知識の確認、②強みの意識化、③正しい知識の提供、④共同目標の確認

アプローチ3

看護師 「はじめまして、Bさん。私は受け持ちの○○です。よろしくお願いします」

B 「こちらこそ。さっそく質問があるんだけどいいかな」

看護師 「はい、よろしいですよ」

B 「お酒を飲まないようにって指導されるけど、お酒を飲むと血糖が下がるんでしょ？ ある程度は飲んだほうがいいんじゃないの？　お酒は百薬の長っていうしさ」

看護師 「Bさんはいろいろと勉強されているんですね。① Bさん自身はお酒についてはどうしたいと思っておられるんですか？」

B 「先生からも言われているし手足のしびれも出てきたので、これはアルコールのせいかなと思って、なんとかやめないといけないとは考えているんだよ。でも、なかなかやめられなくてね」

看護師 「このままアルコールがやめられないとどうなると思われますか？②」

B 「よくわからないけど、もっと手足のしびれが悪くなるんだろうね。血糖

コントロールももっと悪くなって、ほかの合併症だって出るかもしれない。そう考えると怖いんだけど……」

看護師　「自分の身体にとってよくないことだとわかっていてもやめられないのは、つらいですね③」

B　「妻や娘がアルコールをやめるようにって、しょっちゅう注意をしてくるのもストレスでね。つい、うるさいって怒鳴っちゃうんだ」

看護師　「ご家族の方もBさんのことを心配されているんでしょうね④」

B　「そうだな。うるさいって思っていたけど、たしかに俺の身体のことを心配してくれているんだよな。ありがたいって思わないといけないな」

看護師　「Bさんはどうなりたいと思っておられるんですか？⑤」

B　「そりゃ、よくなりたいよ。手足のしびれがなくなったらうれしいし。合併症のことでいつもビクビクしてるんだ。最近、血糖コントロールも乱れているから、なんとかコントロールしたいなぁ、家族も安心させたいし」

看護師　「そうですよね。そのためには、どうしたらいいと思いますか。まずはできそうなことを1つでも考えてみませんか？⑥」

B　「そうだな。……気の置けない友だちがいて、よくいっしょに飲むんだけど、その友だちにじつは糖尿病のことを話していないんだ。心配させたくないし、いっしょに飲むのが楽しみだから。だけど、彼に病気のことを話して、お酒を控えて付き合う方法を相談してみるよ」

看護師　「それはいいですね。その方もきっといっしょによい方法を考えてくださると思います。困ったことがあれば、いつでもご相談くださいね」

①強みの意識化、②「状況−結果予期」の確認、③共感、
④ストレスマネジメントの支援、⑤本人の意志の確認、
⑥アクションプラン立案の援助

解説

アプローチ1では、看護師はBさんがアルコールを飲んでいることを悪いことだと決めてかかり、知識提供によって飲酒をやめさせようと一生懸命、というかかなり強気で指導しています。また、提供の仕方も専門用語が多く理解しにくい説明になっています。こうした看護師の言動にBさんは反発を感じていますが、理論的に言い返せないため最後には「わかった」と言うのみで、

それ以上質問したり、自分のことを語ることをしなくなっています。

アプローチ2では、看護師はBさんの気持ちを尊重しながら、Bさんに理解しやすい表現を心がけて説明しています。そのためBさんは、気持ちをほぐし、「アルコールをやめたいけど、なかなかやめられない」と、困っていることを看護師に語り、「治療同盟」が結べています。

アプローチ3では、Bさんがどのように思っているかに焦点を当てた発問をすることで、Bさんがアルコールに関する気持ちを自ら語りながら整理し、アルコールを減らす方法について自分で考えています。そして、友人に病気のことをカミングアウトして協力してもらうというプランを立てています。

アプローチ2も3も効果的な支援をしていますが、知識提供をしている・していないという点で異なっています。アプローチ2では看護師側が正しい知識を提供することでBさんの行動変容を促していますが、アプローチ3では看護師は知識提供はしていません。このように、必ずしも正確な情報提供をしなくても、患者さん自身に「お酒をやめたほうがよい」という意識があるなら、アクションプラン立案につなげることができます。

またアプローチ3では、看護師はまずBさんが質問してきたことを強みとして受け止めて褒め、Bさんの気持ちを聞いていきながらBさんのつらさに共感を示しています。あるいは、「家族からも注意を受けて、それがストレスとなっている」と語るBさんに、ストレッサーをポジティブに受け止めた解釈（違った視点）を提示し、ストレスマネジメントの支援をしています。アクションプランについては、「できそうなことを1つでも」という提案をし、具体的なことをBさん自らが考えられるようにしています。

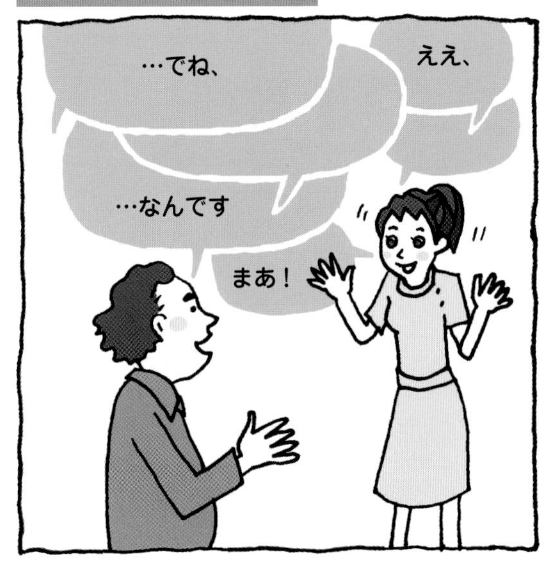

患者さんの多くは、自分が何をしなくてはいけないか、わかっています。けれども「できない」と思い込んでいる。ですから、まず患者さんがいまの状況をどう思っているのか、このままでよいのかどうか、といった結果予期を聞いていく。そうすると、看護師の問いかけに答えていく過程で、患者さんの「なんとかしなくちゃいけないな」という問題意識が強まってきます。そうなってきたら、「では、どうしますか？」と、やはり問いかけて具体的な対策を考えるように促していく。こういう流れをつくっていけるとよいのではないかと思います。

ポイントは、相手に語らせるということ。自分の考えを伝えるときには「私は〜と思いますが、あなたはどう思いますか？」と、質問のかたちに切り替える。そうすると患者さんは、「私は〜」と返せます。

簡単にはいかないと思いますが、患者さんとの会話ではつねに、「あなたはどう思いますか？」とか「それでよいのですか？」「何ができそうですか？」と問いかけを行っていくようにしてみてください。

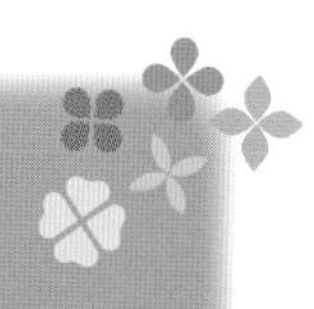

5-3 在宅高齢糖尿病患者へのアプローチの展開例

家族も含めて治療同盟を結成する

アプローチを比較してみよう
治療同盟へ家族を巻き込む

事例

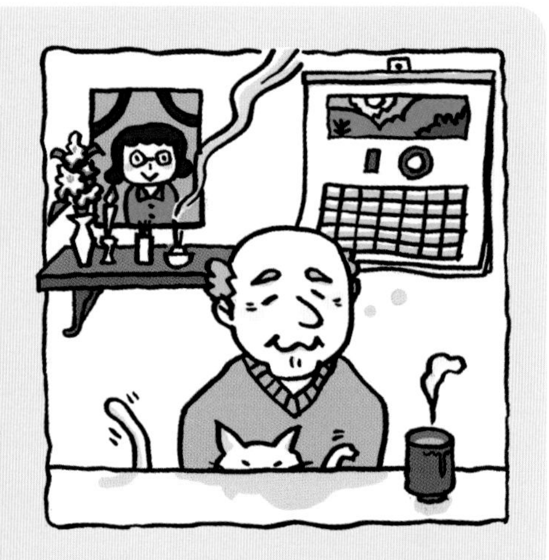

Cさん（70歳後半、男性）は要介護2で独居。60歳代で糖尿病と診断され、内服治療を開始した。定年後であったため、朝の散歩30分と腹八分目を目安の食事療法で、HbA1cは7%台で推移していた。軽度の神経障害があるのみでほかの合併症は出現していないが、妻が亡くなった半年前あたりから徐々に血糖コントロールが不良になり、このところ9%を超えている。また記憶力の低下がみられ、新しいことに対しての認識が困難で、外出もままならず閉じこもり状態となって体調不良が続くため、服薬管理と日常生活指導にて訪問看護を週1回、ヘルパーによる生活支援を週5回利用開始となった。親戚付き合いはなく、一人娘が車で1時間のところに住んでいて週に1度程度様子を見にきているが、同居はできないという。

この事例についてのアプローチを比較してみましょう。

アプローチ1

看護師　「このところ血糖値が高いですね。① 体調はいかがですか？」

C　「なんだかやる気が出なくなったんだよ。特別どこかが悪いというわけでもないのだけどねえ」

看護師　「お薬の残りが多いですね。① 医師からちゃんと飲むようにといわれていませんか？ ちゃんと飲まないから血糖値が高いんですよ ②」

C　「うーん、飲んだか飲まなかったかが、ときどきわからなくなるんだよ。飲みすぎて低血糖になるのが怖いから……。『飲みすぎはだめだよ』って以前、看護師さんに言われたことがあって、わからなくなったときは飲まないことにしてるんだ」

看護師　「飲みすぎはもちろんだめだけど、だからって飲み忘れてよいということではありません。HbA1cが9%台というのは、高齢者だとしても高すぎです。このままだと確実に合併症が出ますよ ③」

C　「でも低血糖になるのもよくないんだよね。飲んだかどうか、よく覚えていないときは飲まないで様子を見るのでよくはないの？」

看護師　「飲みすぎも飲み忘れもどちらもだめです。今は低血糖どころか、とても高くなっています。このままだと合併症が出てきて、目が見えなくなったり、腎臓が悪くなったりしますよ。③ 医師の指示どおりにちゃんとお薬を飲まないとだめです ④」

C　「どうしたらよいのかわからないよ。以前は妻が食事も気をつけてくれていたし、薬だってちゃんと管理してくれていたんだ」

看護師　「今はもう奥様は亡くなっているのだから、自分のことは自分でちゃんとやらないとだめです。どうしたらちゃんとお薬が飲めるか、こちらで考えますから指示に従ってください。よいですね ④」

C　「でも、できないんだよ」

看護師　「できないって決めつけないでください。だって自分のことでしょ。ひどくなってもよいのですか？ ③ （壁にある大きなカレンダーをみて）カレンダーに記録する方法でやってみましょう。娘さんにもメモを書いておきますから、見てもらってください。よいですね ⑤」

C　「はい」

看護師　「ちゃんと娘さんにメモを見てもらってくださいよ。よいですね ⑤」

C　「……」

＊　＊　＊　＊　＊

看護師　「今日の体調はいかがですか？　カレンダーにはちゃんと記録できてますか？」

C　「あれから娘が来てくれて、話をしたら、それだったらと小さなチャック付きの袋に薬を一回分ずつ袋詰めにして、カレンダーに貼ってくれたんだよ。あれだと、飲んだか飲まなかったか忘れても、見ればすぐにわかるからね。妻が帰ってきてくれたみたいだよ」

看護師　「そんなアイデアがあるんだったら、もっと早くちゃんとやってくれたらよかったのにね。Cさんがちゃんと自己管理してないと、奥様も死んでも死にきれない気持ちなんじゃないでしょうか。娘さんももっと様子を見に来てくれたらいいのに、心配じゃないんですかねえ⑥」

C　「でも妻が死んでから気力がなくて、娘は心配してくれていると思うんだけど……こんな親がいたら、娘のお荷物だよね」

看護師　「何、言ってるんですか。そんなだから元気が出ないんですよ。まずはちゃんと薬を忘れることなく飲むことに専念してください。はい、元気出して‼④」

C　「だって、元気なんて出ないよ」

①問題の指摘、②原因の決めつけ、
③状況ー結果予期の突きつけ、④説得、
⑤行動ー結果予期の押しつけ、⑥家族に対する批判的な意見の表出

アプローチ2

看護師　「このところ血糖値が高いことが心配①なのですが、体調はいかがですか？」

C　「なんだかやる気が出なくなったんだよ。特別どこかが悪いというわけでもないんだけどねえ」

看護師　「お薬の残りが多いようなのですが、飲むのを忘れてしまいますか？②」

C　「うーん、飲んだか飲まなかったかが、ときどきわからなくなるんだよ。飲みすぎて低血糖になるのが怖いから……。『飲みすぎはだめだよ』って以前、看護師さんに言われたことがあって、わからなくなったときは飲

まないことにしてるんだ」

看護師　「看護師から注意を受けたことをちゃんと覚えておられるんですね。③ 確かに、飲んだのに忘れたと思って２回飲んでしまうと、危険ですね。低血糖は怖いですからね④」

C　「『低血糖にならないように』ってことはちゃんと覚えているよ。覚えていないときは、飲まないで様子を見るのでよいのだね」

看護師　「そうですね。飲みすぎての低血糖も怖いですが、このところ血糖値が高くなっているので、このままだと今まで出てこなかった合併症が出てくるのではないかとそれも心配なんです。① 医師の指示どおりにちゃんとお薬を飲む方法を一緒に考えませんか？⑤」

C　「どうしたらよいかわからないよ。以前は妻が食事も気をつけてくれていたし、薬だってちゃんと管理してくれていたんだ」

看護師　「奥様がしっかりとご主人の体のことを気遣ってくださっていたんですね。⑥ これからはご自分でもやれる方法を考えてみませんか⑤」

C　「娘も心配してくれるんだけど、毎日一緒にいるわけじゃないしね」

看護師　「（壁にある大きなカレンダーを見て）カレンダーに記録する方法はどうですか？⑤」

C　「それならやれそうだよ。飲んだらチェックするのでよいのかな」

看護師　「はい、それでいきましょう。娘さんにも協力してもらえるとよいですね⑦」

＊　＊　＊　＊　＊

看護師　「今日の体調はいかがですか？ カレンダー作戦はいかがでしたか？」

C　「あれから娘が来てくれて、話をしたら、それだったらと小さなチャック付きの袋に薬を一回分ずつ袋詰めにして、カレンダーに貼ってくれたんだよ。あれだと、飲んだか飲まなかったか忘れても、見ればすぐにわかるからね。妻が帰ってきてくれたみたいだよ」

看護師　「それはよい工夫ですね。⑦ 奥様もご主人の体のことが心残りだったでしょうけど、きっと天国で安心しておられるでしょうね。よい娘さんですね⑥」

C　「娘が協力してくれたらなんだかうれしくなって、自分のことだから（妻が亡くなって）くよくよしてばかりでなく、自分でできることも考えていこうという気持ちになってきたよ。散歩も少しずつまた始めようと思っているんだ」

看護師「それはよいアイデアですね。⑦一つずつできることを増やしていきましょう。次回は散歩の様子も聞かせてくださいね」

＊　＊　＊　＊　＊

看護師「今日はお元気そうですが、いかがですか？」

C「薬はちゃんと飲めているよ。娘に面倒かけて悪いと思ってたけど、『お父さんのためにできることがあってうれしい』って言ってくれて、元気出さなきゃって気持ちになってきたよ」

看護師「それはうれしい話ですね。お散歩のほうはどうですか？」

C「天気のよい日は、朝の涼しいときに家の周りを散歩しているよ。妻と散歩していたときのことを思い出してね。足腰が弱ってきているので、無理しない程度にしているけどね。病院受診や近所の買い物にも行けるようになってきたんだ」

看護師「すばらしいですね。Cさんはずっとがんばってこられた人ですから、前にできていたときのことを思い出して、前向きな気持ちが戻ってきたらできると思っています。⑧ただ、無理はしないでできそうなところから少しずつやっていきましょう」

＊　＊　＊　＊　＊

その後、カレンダーやノートを活用して、内服薬のチェックや散歩などの自分の行動を書きとめることが習慣化され、認知症状が改善し、薬も確実に飲めるようになった。その後は一人でタクシーを使って病院受診や近所への買い物ができるようになり、現在はデイサービスに週2回、訪問看護月1回を利用して生活するまでになった。

①問題を'I'メッセージで伝える、②原因の確認、③強みの意識化、④共感、⑤アクションプラン立案の援助、⑥家族への肯定的な意見の表出、⑦アクションプランの承認、⑧言語的説得

解説

訪問看護では、短い時間のなかで服薬管理と日常生活指導をしなければならないため、どうしてもアプローチ1のように問題となるところを明確にし、その原因をアセスメントして、このままだと大変だと説得し、どうしたらよいか

をこちらで提案して守ってもらう、という流れになりがちではないでしょうか。

看護師はアイデアを出し患者が決定する

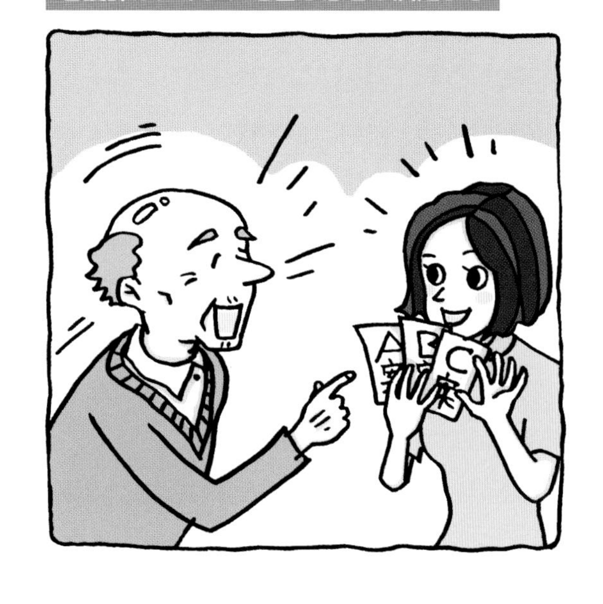

Cさんは、妻が亡くなったあとに気力が落ちて、それまでできていたことができなくなり、血糖コントロールも不良になるという悪循環に陥っています。娘さんは、心配しながらも自分の生活を守ることもしなければならないため、どう手助けしてよいかがわからない状態のようです。

アプローチ2では、問題となっていることに対して心配なので、何とかお手伝いをしたいけど、どうしたらよいかに関してアイデアは出すけど、Cさんの意思を尊重して「決めるのはCさんだ」としてかかわっています。記憶力の低下があるからと言って、「認知症があるお年寄り」といったレッテルを貼った対応をしないことが重要なポイントです。Cさんの気持ちに寄り添って、具体的なアクションプランを少しずつステップバイステップで立案していく、看護師ががんばりすぎない援助することで、Cさんの自己効力感がアップし、エンパワメントされていくのを見守ることが大切だと考えています。

また、訪問看護においては、家族をどう巻き込んでいくかが重要なポイントになります。Cさんの娘さんに対しても、「同居するのが当たり前である」とか「Cさんのことを大切に思っていない」と決めつけることなく、ポジティブなフィードバックを返して、一緒にCさんのケアを考えていく協力者になってもらえるようなかかわりが大切だと思います。

変わりゆく血糖コントロール目標

治療目標は、年齢、罹病機関、低血糖の危険性、サポート体制などに加え、高齢者では認知機能や基本的ADL、手段的ADL、併存疾患なども考慮して個別に設定することが必要となります。高齢者に関しては、とくに加齢に伴って重症低血糖の危険性が高くなることに十分注意する必要があります。

そのため、日本糖尿病学会と日本老年医学会の合同委員会は、2016年に新しい高齢者糖尿病の血糖コントロール目標を作成しました。基本的な考え方は、次の3点です。

①血糖コントロール目標は患者の特徴や健康状態、年齢、認知機能身体（基本的ADLや手段的ADL）、併発疾患、重症低血糖のリスク、余命などを考慮して個別に設定すること。

②重症低血糖が危惧される場合は、目標下限値を設定し、より安全な治療を行うこと。

③高齢者ではこれらの目標値や目標下限値を参考にしながらも、患者中心の個別性を重視した治療を行う観点から、目標値を下回る設定や上回る設定を柔軟に行うことを可能にしたこと。

『高齢者糖尿病診療ガイドライン2017』[14]では、高齢者糖尿病の新しい血糖コントロール目標とその根拠が示されました。血糖コントロール目標の上限・下限が設けられた根拠は次のとおりです。

① HbA1c 8.0%以上では認知機能低下、認知症、転倒、フレイルが増加し、スルホニル尿素薬などが中心の治療ではHbA1c 7.0%未満になると重症低血糖の頻度が上昇する。

② HbA1c 9.0%以上では感染症、死亡、高血糖性昏睡、転倒のリスクが高くなる。

③認知症がある場合HbA1c 7.0%内外でも低血糖が増加する報告もある。

④比較的若い患者でのランダム化比較試験でHbA1c 6.5%未満にしても死亡は減らない。

⑤海外のガイドラインでのHbA1cの目標値は、健康で併発疾患のない場合7.5%未満、中等度以上の認知症・重度のフレイルがあれば8.5%未満となって

高齢者糖尿病の血糖コントロール目標（HbA1c 値）

<table>
<tr><td colspan="2">患者の特徴・健康状態 注1)</td><td colspan="2">カテゴリーⅠ
①認知機能正常
かつ
②ADL自立</td><td>カテゴリーⅡ
①軽度認知障害～軽度認知症
または
②手段的ADL低下、基本的ADL自立</td><td>カテゴリーⅢ
①中等度以上の認知症
または
②基本的ADL低下
または
③多くの併存疾患や機能障害</td></tr>
<tr><td rowspan="2">重症低血糖が危惧される薬剤（インスリン製剤、SU薬、グリニド薬など）の使用</td><td>なし 注2)</td><td colspan="2">7.0%未満</td><td>7.0%未満</td><td>8.0%未満</td></tr>
<tr><td>あり 注3)</td><td>65歳以上75歳未満
7.5%未満
（下限6.5%）</td><td>75歳以上
8.0%未満
（下限7.0%）</td><td>8.0%未満
（下限7.0%）</td><td>8.5%未満
（下限7.5%）</td></tr>
</table>

治療目標は、年齢、罹病期間、低血糖の危険性、サポート体制などに加え、高齢者では認知機能や基本的ADL、手段的ADL、併存疾患なども考慮して個別に設定する。ただし、加齢に伴って重症低血糖の危険性が高くなることに十分注意する。

注1）認知機能や基本的ADL（着衣、移動、入浴、トイレの使用など）、手段的ADL（IADL：買い物、食事の準備、服薬管理、金銭管理など）の評価に関しては、日本老年医学会のホームページ（https://www.jpn-geriat-soc.or.jp/）を参照する。エンドオブライフの状態では、著しい高血糖を防止し、それに伴う脱水や急性合併症を予防する治療を優先する。

注2）高齢者糖尿病においても、合併症予防のための目標は7.0％未満である。ただし、適切な食事療法や運動療法だけで達成可能な場合、または薬物療法の副作用なく達成可能な場合の目標を6.0％未満、治療の強化が難しい場合の目標を8.0％未満とする。下限を設けない。カテゴリーⅢに該当する状態で、多剤併用による有害作用が懸念される場合や、重篤な併存疾患を有し、社会的サポートが乏しい場合などには、8.5％未満を目標とすることも許容される。

注3）糖尿病罹病期間も考慮し、合併症発症・進展阻止が優先される場合には、重症低血糖を予防する対策を講じつつ、個々の高齢者ごとに個別の目標や下限を設定してもよい。65歳未満からこれらの薬剤を用いて治療中であり、かつ血糖コントロール状態が表の目標や下限を下回る場合には、基本的に現状を維持するが、重症低血糖に十分注意する。グリニド薬は、種類・使用量・血糖値などを勘案し、重症低血糖が危惧されない薬剤に分類される場合もある。

【重要な注意事項】糖尿病治療薬の使用にあたっては、日本老年医学会編「高齢者の安全な薬物療法ガイドライン」を参照すること。薬剤使用時には多剤併用を避け、副作用の出現に十分に注意する。

（日本老年医学会・日本糖尿病学会 編・著．高齢者糖尿病診療ガイドライン 2017．東京，南江堂，2017，p.46 より転載）

いる。

注意しなければならないのは、高齢糖尿病患者であっても、インスリンやスルホニル尿素薬、速効型インスリン分泌促進薬の使用がない場合には血糖コントロール目標の下限は設けず、一般の糖尿病患者の血糖コントロール目標と同様となる点です。そのため、薬物療法をしていない健康な高齢糖尿病患者に「あなたは高齢者なので、コントロール目標はHbA1c 8.0%だ」と押しつけるような言い方をすることはしないようにしましょう。

column

フレイル

フレイルとは、厚生労働省研究班の報告書では「加齢とともに心身の活力が低下し、複数の慢性疾患の併存などの影響もあり、生活機能が障害され、心身の脆弱性が出現した状態であるが、一方で適切な介入・支援により、生活機能の維持向上が可能な状態像」を指しています。フレイルを経て要介護状態に進むと考えられているため、高齢者に対しては健康な状態のときからフレイル予防をすることが大切です。

引用文献

1）米田昭子．2型糖尿病患者の身体の感覚に働きかけるケアモデルの開発．日本糖尿病教育・看護学会誌．7（2），2003，104．
2）パトリシア・J・ラーソン．Symptom Management：患者主体の症状マネジメントの概念と臨床応用．内布敦子ほか訳．東京，日本看護協会出版会，1998，36，（別冊ナーシング・トゥデイ 12）．
3）河口てる子編．"関係性をつなぐ熟練看護師の雰囲気：患者教育専門家として醸し出す雰囲気（PLC：Professional Learning Climate）"．熟練看護師のプロの技見せます！ 慢性看護の患者教育．大阪，メディカ出版，2018，65-72．
4）Rosenstock, IM. Historical origins of the Health Belief Model. Health Education Monographs. 2, 1974, 328-35.
5）松本千明．医療・保健スタッフのための健康行動理論の基礎：生活習慣病を中心に．東京，医歯薬出版，2002，5．
6）安酸史子．成人看護学：慢性期．東京，建帛社，1999，10，（TACS シリーズ 3）．
7）安酸史子．成人看護学：慢性期．東京，建帛社，1999，14-18，（TACS シリーズ 3）．
8）清水準一．アメリカ地域保健分野のエンパワーメント理論と実践に込められた意味と期待．日本健康教育学会誌．4（1），1997，14．
9）ナンシー・I・ホイットマンほか．ナースのための患者教育と健康教育．安酸史子監訳．東京，医学書院，1996，109．
10）安梅勅江．エンパワメントのケア科学：当事者主体チームワーク・ケアの技法．東京，医歯薬出版，2004，25-6．
11）鈴木香里．"血糖パターンマネジメントのきほん"．糖尿病看護きほんノート：治療・ケア・患者教育をらくらく理解♪．糖尿病ケア 2020 年春季増刊．肥後直子編．大阪，メディカ出版，2020，104-9．
12）藤田恵璽．教育測定と実践研究．東京，金子書房，1995，172p，（藤田恵璽著作集 2-2）．
13）Bandura, A. Self-efficacy：The exercise of control. New York, Freeman, 1997. 604p.
14）日本老年医学会・日本糖尿病学会編・著．高齢者糖尿病診療ガイドライン 2017．東京，南江堂，2017，194p．

参考文献

1）ADA〔米国糖尿病学会〕．糖尿病診療のための臨床心理ガイド．中尾一和ほか訳．東京，メジカルビュー社．1998，236p．
2）ケイト・ローリッグほか．病気とともに生きる：慢性疾患のセルフマネジメント．近藤房恵訳．日本慢性疾患セルフマネジメント協会編．東京，日本看護協会出版会，2008，231p．
3）米田昭子．2型糖尿病患者の身体の感覚に働きかけるケアモデルの開発．日本糖尿病教育・看護学会誌．7（2），2003，96-106．
4）パトリシア・J・ラーソン．Symptom Management：患者主体の症状マネジメントの概念と臨床応用．内布敦子ほか訳．東京，日本看護協会出版会，1998，189p，（別冊ナーシング・トゥデイ 12）．

5）ネル・ノディングス．ケアリング：倫理と道徳の教育：女性の観点から．立山善康ほか訳．京都，晃洋書房，1997，328p.
6）小西恵美子編．看護倫理：よい看護・よい看護師の道しるべ．東京，南江堂，2007，262p.
7）Bandura, A. Self-efficacy：The exercise of control. New York, Freeman, 1997. 604p.
8）バンデューラ，A. 激動社会の中の自己効力．本明寛ほか監訳．東京，金子書房，1997，352p.
9）Becker, MH. Health Belief Model and Sick Role Behavior. Health Education Monographs. 2（4），1974. 409-19.
10）石川雄一．"健康学習における発想の転換"．中高年者の健康づくり：実践指導者ハンドブック．西脇要ほか編．東京，ライフ・サイエンス・センター，1992，210p.
11）河口てる子．健康教育におけるモデリング理論の将来．看護研究，30（6），1997，23-8.
12）Lorig, K. Patient education. 2nd ed. California, Sage, 1996. 246p.
13）宗像恒次．"健康と病気のストレスモデル"．医療・健康心理学．中川米造ほか編．東京，福村出版，1989，22-46，（応用心理学講座 13）.
14）Sally, Kendall. Health and Empowerment：Research and Practice. London, Hodder Arnold, 1998, 72.
15）安酸史子．糖尿病患者教育と自己効力．看護研究，30（6），1997，29-36.
16）安酸史子ほか. 自己効力感を高める糖尿病教育入院プログラム開発への挑戦と課題：6ステップ・メソッドを適用して．看護研究，31（1），1998，31-8.
17）安酸史子．成人看護学：慢性期．東京，建帛社，1999，195p，（TACS シリーズ 3）.
18）ナンシー・I・ホイットマンほか．ナースのための患者教育と健康教育．安酸史子監訳．東京，医学書院，1996，107.
19）安酸史子．患者教育における学習理論．看護技術，46（13），2000，23-7.
20）ジャニス・B・リンドバーグほか．"学ぶことと教えること"．看護学イントロダクション．安酸史子訳．内海滉監訳．東京，医学書院，1997，268p.
21）五十嵐透子．自分を見つめるカウンセリング・マインド：ヘルスケア・ワークの基本と展開．東京，医歯薬出版，2003，142p.

おわりに

基本を身につけたうえで新しい方法を学んでいくこと

日本糖尿病教育・看護学会ができたことで、患者さんへの教育方法や心理的アプローチの仕方についてのディスカッションが盛んになり、エンパワメントとか援助型の教育といった考え方もしだいに認知され浸透しつつあります。けれども私がひとつ危惧するのは、基本を身につけないままにこうした新しい考え方に安易に飛びつこうとすることです。患者教育についてのベーシックな知識や技術なしに、いくら新奇な方法を取り入れたところで、期待するほどの効果は得られません。たとえば、「本人の意思を尊重しよう」という援助型の形式だけ真似ても、「優しく親切に聴いているだけ」。患者さんともども「どうしよう、どうしよう」と解決策も見いだせずに終わってしまい、なんの支援にもなりません。看護師側が「こうしたほうがよい」という専門家としての意見をしっかりもっていて、「でも患者さん本人はどう考えているのだろう」と確認していくというかかわり方が援助型のアプローチなのです。そのへんを履き違えてはいけないと思います。

エンパワメントについていえば、エンパワメントは「答えはすべて患者さんのなかにあり、それを引き出していくのだ」という考え方です。このとき、患者さんは少なくとも一度は病気についての知識や技術を習っている、「わかってはいるけれども、できない」という人であることが前提です。病気についてのなんの情報も提供されていない、まったく真っ白な状態の患者さんからやる気を引き出そうとしても、あまり効果はないと思います。ですから自信のなさそうな人に対して、いきなりエンパワメントを振りかざすのではなく、まずは知識や技術を知っているかどうかを確認し、知らなければ基本的な患者教育から入っていく必要があるのです。

「聴きたい」と思っているかどうか

心理的アプローチではコミュニケーションスキルが求められます。なかでも重要なのは傾聴の技術でしょう。

傾聴というと「時間がとれない」と、とかく時間のことが問題視されます。けれども私は「7分あればかなりの話を聴ける」と考えています。ファネルさん（エンパワメント患者教育の提唱者、86ページ参照）などは「５分でいいんですよ」と言っています。決して話をさえぎることなく５分間聴く。たった５分間であっても、傾聴できればかなりのことが聴けると言うのです。ですから傾聴は時間の長短ではなく、自分が相手に興味をもち、その話を「聴きたい」と思っているかどうかに大きく左右されると思います。心から「話を聴きたい」と思って傾聴するのと、聴く態勢や「聴こう」という気持ちになっていないのに形式的に傾聴するのとでは雲泥の差があるということです。

また､傾聴においては「沈黙」にどう対応するかということもカギとなります。話をしたくない、あるいは「話そうかな、どうしようかな」と逡巡しているとき、しばしば沈黙が訪れます。沈黙は居心地が悪く落ち着かないと感じる看護者も多いと思いますが、焦って沈黙を破ってしまうと逆効果になる場合があります。たとえば、こちらから何か問いかけたりすると、その問いかけに沿った方向で話が進み、本人が話したい内容が表に出てこなくなったりします。以前、「患者教育の現場を見学したい」という学生を患者さんとの面談に立ち会わせたことがあります。あとで出された感想のなかに、「沈黙があったとき、『私ならここで何か言葉を発するな』というとき、安酸先生はもうひと呼吸待っていた。すると患者さんが言葉を発した。もしあのとき沈黙を破っていたら、患者さんのあの言葉は聞けなかったと思う」というのがありました。私だって毎回うまく聞き出せているわけではありませんが、相手の感情の表出を促すには、沈黙が続いているときにいらつかずに待てるかどうか、相手の沈黙を「有効な沈黙」に変えられるかどうかということが大事になってくるのではないかと思います。

傾聴は、最初はできなくて当たり前です。けれども努力すれば必ずできるようになります。まずは「見ること」と「聴くこと」。ノンバーバル（non-verbal）すなわち表情や動作など、言葉ではないものから患者さんの心の動きを見る努力をする。患者さんの発する言葉をきちんと聴けるよう努力する。また、ワークショップなどを利用して練習を積む、先輩などモデリングになりそうな他者の傾聴の仕方から学ぶ。こうしたことの積み重ねによって、だんだん傾聴できるようになります。そして「話を聴くことができたように思う」という成功体験を重ねていくことで自信が生まれ、沈黙に対しても落ち着いた対応ができるようになっていきます。

ときには同情し、「巻き込まれる」勇気も必要

「看護師は、患者に共感しても同情してはいけない」といわれます。私も看護学校で「同情はダメ。看護師は患者さんといっしょに泣いたりしてはいけない」と教わりました。けれども、では同情と共感はどう違うかと考えたとき、その線引きは非常に難しいです。

私は「同情はいけない」とは思いません。とくに新人や若い看護師においては、共感に至るプロセスとして同情から入ってもよいと考えています。そしてベテラン看護師においても、ときには同情して患者さんに「巻き込まれる」勇気も必要であり意味のあることではないかと思えるのです。たとえば泣きたいときになぜ泣いてはいけないのか。むしろ患者さんとともに泣くことのできる看護師の人間臭さが、患者さんを癒したり行動変容のきっかけになったりすることが少なからずあります。

もちろん巻き込まれっぱなしは、その先の援助ができなくなるのでよくないです。看護師としてのスタンスを保ちつつ、患者さんに共感あるいは同情するというバランスが大事だと思います。

アサーティブな対応を心がける

こと糖尿病の患者さんとのやりとりというのは、攻撃的な対応か受け身的な対応かのどちらかになりがちです。こちらが一生懸命話しているのに患者さんが気のない返事しかしないとか無視したりすると、「本当にわかっているんですか？」「聞いているんですか？」とつい声を荒げる、つまり攻撃的な対応になってしまいます。あるいは逆に、患者さんが怒り出したりすることがあります。こちらはちゃんと対応しているのに、なぜか責められたりする。それに対して、こちらも攻撃的に出るか、理不尽とは思いつつ責められるに任せる受け身的な対応になるかのどちらか。そうではなく、難しいことですけれども、相手の攻撃を受け止めながらもこちらの主張や気持ちはきちんと返していくというアサーティブな対応が必要だと思います。

私自身は医師や上司との折衝という、現場でのやりとりのなかでこのアサーティブな対応のスキルに気がつき習得していきました。たとえば、外来のリーダーナースをしていたとき、「きょうは外来患者数が多く、人手が足りない。看護部にはかってスタッフを回してもらわなければ」という状況が多々ありました。そ

んなとき「困っているんですよ。なんとかしてくださいよ」と興奮して訴えれば訴えるほど、「そんなこと言ったって、こっちだって人手が足らず困っているのよ」と裏目に出たものです。かといって、黙っていては現場のてんてこまい状態は解決しません。そんなときもっとも有効だったのが、事実を淡々と述べ、「どういたしましょうか？」と相手に問うやり方だったのです。そして相手の気持ちを損ねることなく自分の主張を伝えていくには、どうもこういうアサーティブな対応がよいようだ、と感じるようになりました。

患者さんとのやりとりで生じるストレスを軽減するためにも、アサーティブな対応は身につけておくべき重要なスキルではないかと思います。

現場での「手ごたえ」から自己効力理論に行き当たった

患者さんへの教育方法についてはさまざまな理論や考え方があり、私は、そのなかのどれがよくてどれがよくないとか、「私の立場はこれだ」というふうには考えていません。たとえば患者教育を考える際には行動主義、認知主義、ヒューマニズムという3つの学習理論が確立しているのですが、患者さんの性格や状況、病気のステージなどに合わせ、ときには行動主義の考え方で接したほうが有効である場合もあるし、ヒューマニズムの考え方で接したほうがよい場合もあるからです。学問的には「節操がない」と批判されるかもしれませんが、より多くの「持ち札」を用意しておき、相手や状況に合わせて使い分けることが大事だと思います。

私は、「まず理論ありき」ではなく、現場で試行錯誤していくなかで、「こうしたやり方がよさそうだ」といった手ごたえを重視してきました。そういう手ごたえをあとで吟味していった結果、「こういう理論に行き当たった」「ああいう理論に整理されていた」という具合に、理論はあとからついてきたのです。そして、そのなかでもっとも私にフィットするのが自己効力理論だったのです。

自己効力理論は、相手のやる気を支援するという点ではヒューマニズムの考え方ですが、そのやる気をどう高めていくかといったときには行動主義や認知主義が援用されています。ですからさまざまな理論を内包する柔軟な理論といえるのです。

私は看護学校を卒業し3年間の臨床経験ののちに、千葉大学看護学部に1年生から入り直し、修士課程修了までの6年間、改めて看護学を勉強しました。その間、さまざまな理論の勉強もしましたが、「まだまだ理論と実践は乖離しているな」と感じていました。ですから博士論文で自己効力理論に取り組んでからは、「この理論を臨床現場でぜひ活用してほしい」と、執筆や講演などで積極的に紹介してきました。最近では学会発表でも自己効力理論を適用した研究が増えてきましたし、講演を聞いてくれた人からは、「自己効力理論を現場に取り入れて、とても効果が上がっています」「術前指導に成功体験をもってもらう取り組みを入れたり、モデリング、言語的説得などを意図的に取り入れたりしています」などといった感想をいただくこともあり、うれしい限りです。

私は「『絵に描いた餅』のような理論はいらない、臨床現場で活用できる理論がほしい」とずっと思ってきました。この本も、「糖尿病患者教育の現場で役立つものを」との思いで企画しましたが、いかがだったでしょうか。忌憚のないご感想をいただければ幸いです。

安酸史子

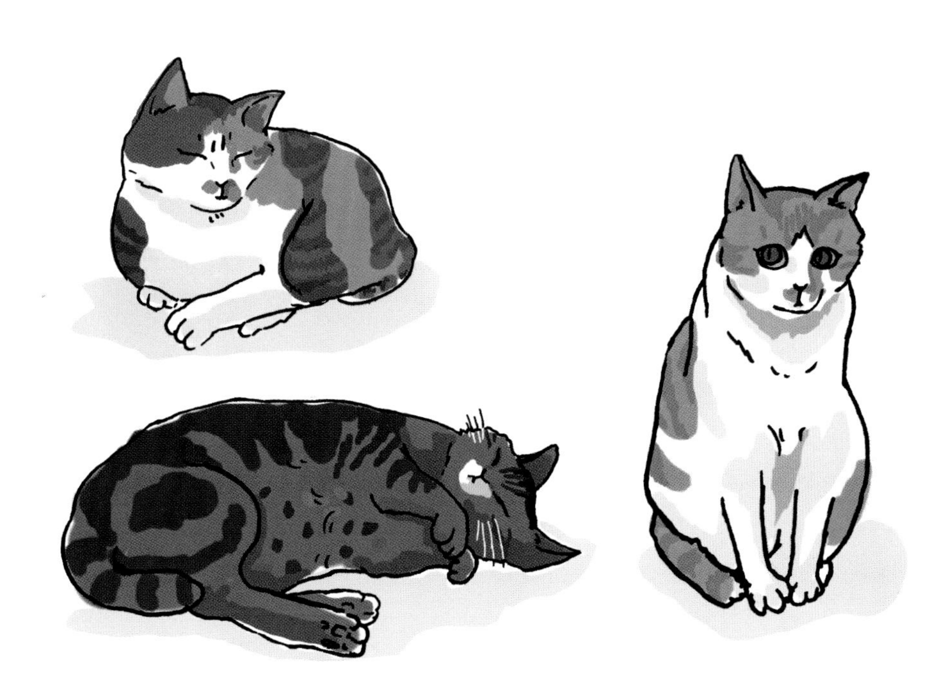

索引

数字・欧文

〈著者略歴〉

安酸史子（やすかた　ふみこ）

1956 年　鳥取県生まれ
1978 年　自衛隊中央病院付属高等看護学院卒
　　　　自衛隊中央病院に看護師として３年間勤務
1985 年　千葉大学看護学部卒
1987 年　千葉大学大学院修士課程（看護教育学専攻）修了
　　　　順天堂大学浦安病院に看護師として３年間勤務
1990 年　東京女子医科大学看護短期大学助手
1993 年　岡山県立大学保健福祉学部看護学科助教授
1997 年　東京大学にて博士号（保健学）を取得
1998 年　岡山県立大学保健福祉学部看護学科教授
2000 年　岡山大学医学部保健学科教授
2003 年　福岡県立大学看護学部教授、学部長（～ 2009 年）
2009 年　福岡県立大学看護実践教育センター長
　　　　福岡県立大学ヘルスプロモーション実践研究センター長（～ 2011 年）
2010 年　福岡県立大学教員兼務理事
2013 年　防衛医科大学校事務局看護学科設立準備室長
2014 年　防衛医科大学校医学教育部看護学科教授
2018 年　関西医科大学看護学部看護学科基盤看護分野教授

改訂３版 糖尿病患者のセルフマネジメント教育－エンパワメントと自己効力

2004年２月１日発行　第１版第１刷
2007年１月10日発行　第１版第２刷
2010年２月15日発行　第２版第１刷
2019年８月30日発行　第２版第４刷
2021年１月１日発行　第３版第１刷

著　者　安酸 史子
発行者　長谷川 素美
発行所　株式会社メディカ出版
〒532-8588
大阪市淀川区宮原３－４－30
ニッセイ新大阪ビル16F
https://www.medica.co.jp/
編集担当　富園千夏／西川雅子
編集協力　髙島美穂
装　幀　藤田修三
組　版　イボルブデザインワーク
イラスト　清水むつみ
印刷・製本　株式会社廣済堂

ISBN978-4-8404-7261-6　Printed and bound in Japan

当社出版物に関する各種お問い合わせ先（受付時間：平日９：00～17：00）
●編集内容については、編集局 06-6398-5048
●ご注文・不良品（乱丁・落丁）については、お客様センター 0120-276-591
●付属の CD-ROM、DVD、ダウンロードの動作不具合などについては、デジタル助っ人サービス 0120-276-592